Dr. med. Cordelia Alber-Klein
Regina Hornberger

Bach-Blüten

und neue Blütenessenzen für Frauen

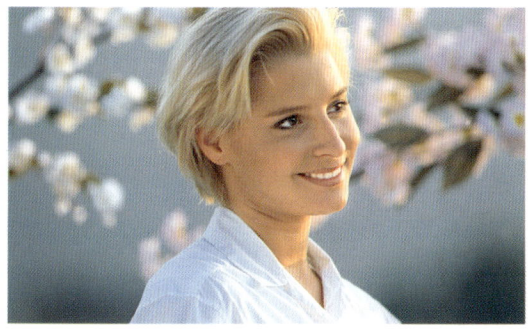

Mehr Wohlbefinden in allen Lebensphasen

- von der Pubertät bis zu den Wechseljahren

- in Partnerschaft, Familie und Beruf

- zur persönlichen Entfaltung

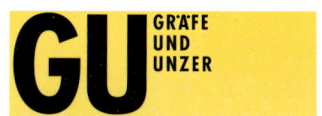

GU GRÄFE UND UNZER

Inhalt

Ein Wort zuvor 5

Der Weg zur persönlichen Entfaltung 7

Über Blütenessenzen 8

Blütenessenzen als
Heilmittel 8
Wie eine Blütenessenz
hergestellt wird 9
Die klassischen und
die neuen Blütenessenzen 10
Worauf beruht die Wirkung
der Blütenessenzen? 11

Die vier Grundpfeiler der Blütentherapie 12

Seelische Harmonie 12
Verständnis für die
Sprache des Körpers 13
Flexibilität – Veränderung
als Lebensprinzip 14
Selbsterkenntnis – meine
Lebensaufgabe als Frau 15

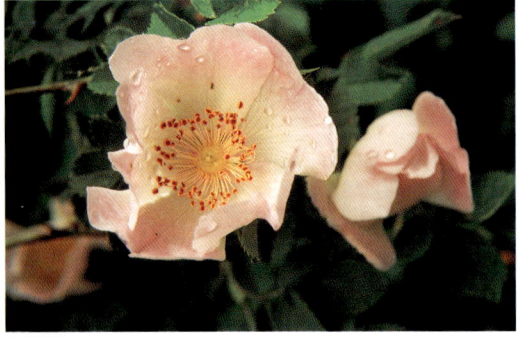

So finden Sie zu Ihrer Blüte 16

Auswahl über die Selbst-
betrachtung 18

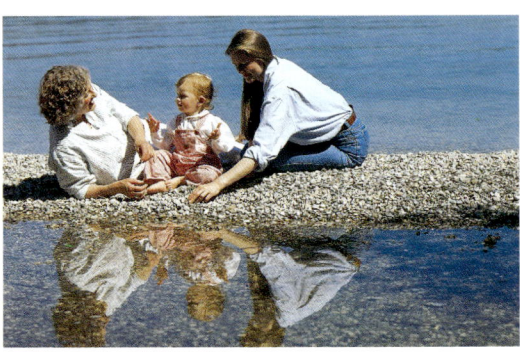

Auswahl über die
Bildbetrachtung 19
Auswahl über den Fühltest 21
Auswahl über das Gespräch 22
Wenn Sie richtig gewählt
haben 23

Blütenessenzen für Frauen 25

Blüten für verschiedene Lebensphasen 26

Vom Kind zur Frau 26
  Beech – Buche 27
  Larch – Lärche 28
  Prunkwinde 30
  Scleranthus – einjähriger
  Knäuel 31
  Blüten, die Sie noch in
  Betracht ziehen können 32
Partnerschaft – vom Ich
zum Wir 34
  Centaury – Tausendgülden-
  kraut 35
  Holly – Stechpalme 36
  Tränendes Herz 37
  Vine – Weinrebe 39
  Blüten, die Sie noch in
  Betracht ziehen können 40
Mutter werden –
Mutter sein 42

Rosa Apfelrose »Sarah
von Fleet« 42
Cerato – Bleiwurz 44
Gentian – violetter
Herbstenzian 45
Red Chestnut – Rote
Kastanie 46
Blüten, die Sie noch in
Betracht ziehen können 48
Die Frau im Beruf 49
Agrimony – Odermennig 49
Königskerze 50
Rock Water – Reines
Quellwasser 52
Sonnenblume 53
Blüten, die Sie noch in
Betracht ziehen können 54
Die Frau in der Familie 55
Chicory – Wegwarte 56
Crab Apple – Holzapfel-
blüte 58
Geranie 59
Hahnenfuß 61
Blüten, die Sie noch in
Betracht ziehen können 62
Die Frau in Familie
und Beruf 64
Impatiens – drüsen-
tragendes Springkraut 64
Oak – Eiche 66
Olive 67
Pine – Kiefer 68
Blüten, die Sie noch in
Betracht ziehen können 70
Die reife Frau 71
Roter Hibiskus 72
Honeysuckle – Geißblatt 73
Mandelblüte 75
Wild Rose – Heckenrose 76
Blüten, die Sie noch in
Betracht ziehen können 77
Blüten für jede Lebensphase 77
Rescue Remedy –
die Notfallkombination 79
Walnut – Walnuß 80

PRAXIS

Blütenessenzen in der Praxis

Blütenessenzen
in der Praxis 83

Anwendung der Blüten-
essenzen 84

Wo erhalten Sie
die Blütenessenzen? 84
Innerliche Anwendung 84
Wie lange brauchen Sie
die Blüten? 86
Äußerliche Anwendung 87
Rescue Remedy 87
Wirkung über die Bild-
betrachtung 88
Aufbewahrung und
Haltbarkeit 88
Wechselwirkung mit
anderen Therapieformen 89

Bewährte Blüten-
kombinationen 91

Innerliche Anwendung 91
Äußerliche Anwendung 92

Zum Nachschlagen 94

Bücher, die weiterhelfen 94
Adressen, die weiterhelfen 94

Wichtiger Hinweis

Die Blütentherapie ist eine natürliche Heilmethode, deren Wirkung vor allem auf der seelischen Ebene ansetzt, das heißt, ihr Ziel ist die Erhaltung oder Wiederherstellung von seelischer und körperlicher Harmonie. Bei Beschwerden und Krankeiten unterstützt sie die Selbstheilungskräfte des Körpers und kann dadurch zu einer Verkürzung des Krankheitsprozesses beitragen.
Die Blütenessenzen können jedoch auf keinen Fall den Arzt ersetzen. Ernste Erkrankungen wie Infektionen, Fieber oder Schmerzen, ebenso schwere seelische Leiden wie Depressionen oder tiefergehende seelische Konflikte erfordern ärztliche, heilpraktische oder psychotherapeutische Hilfe. Beachten Sie hierzu bitte auch die Hinweise im Text. Darüber hinaus ist jede Leserin aufgefordert, in eigener Verantwortung zu entscheiden, inwieweit die Blütentherapie für sie eine Ergänzung zur Schulmedizin darstellt.

Ein Wort zuvor

Während unserer langjährigen Praxistätigkeit haben wir die Erfahrung gemacht, daß Blütenessenzen besonders für Frauen viel mehr sind als nur ein Heilmittel. Häufig motiviert durch gute Erfahrungen bei der Behandlung ihrer Kinder, entdeckten die Frauen die Bach-Blüten auch für sich als ideale Begleiter auf dem Weg zu Selbsterkenntnis und selbstverantwortlichem Handeln, zu Toleranz und Liebe.

Aus Patientinnen wurden eifrig Studierende und schließlich gleichberechtigte Partnerinnen bei unserem neuesten Projekt, die jeweils passenden Blütenessenzen über einen meditativen Zugang zu erspüren. Die positiven körperlichen und seelischen Wirkungen erfuhren sie dabei sowohl mit den klassischen Bach-Blüten als auch mit den Blütenessenzen der neuen Generation.

Unsere durch Therapie und Seminartätigkeit gewonnenen Erfahrungen haben wir in diesem Ratgeber niedergelegt. Die Auswahl von dreißig Blüten aus der großen Zahl der klassischen und neuen Blütenessenzen fiel uns nicht leicht. Wir hoffen, daß wir mit ihnen die wichtigsten Blüten für die unterschiedlichen Lebenphasen der Frau getroffen haben, sind uns aber sehr wohl bewußt, daß Sie, liebe Leserin, bei einer intensiven Beschäftigung mit den Blütenessenzen auf weitere für Sie wichtige Blüten stoßen werden.

Eine ansprechende Bebilderung der vorgestellten Blütenessenzen lag uns ebenfalls sehr am Herzen. Immer wieder konnten wir uns davon überzeugen, daß auch das Bild allein einen Großteil der Wirkung der Essenz vermittelt, manchmal sogar die Einnahme ersetzen kann. Die Blütenbilder sind deshalb eine wichtige Unterstützung bei der Suche nach der passenden Blüte auf intuitivem Weg.

Weitere Möglichkeiten zum Auffinden der jeweils passenden Blüte, eine genaue Beschreibung ihrer Wirkungsweise, Aufbereitung und Anwendung geben Ihnen die notwendigen Mittel an die Hand, diesen Ratgeber in allen Lebenslagen für sich nutzen zu können.

Wir hoffen, daß dieses Buch Ihnen als »Kopfkissenbuch« ans Herz wachsen wird, Sie durch alle Lebensphasen hindurch hilfreich begleitet und zu allen Zeiten Hoffnung, Licht und Sonne in Ihr Gemüt schickt.

Dr. Cordelia Alber-Klein   *Regina Hornberger*

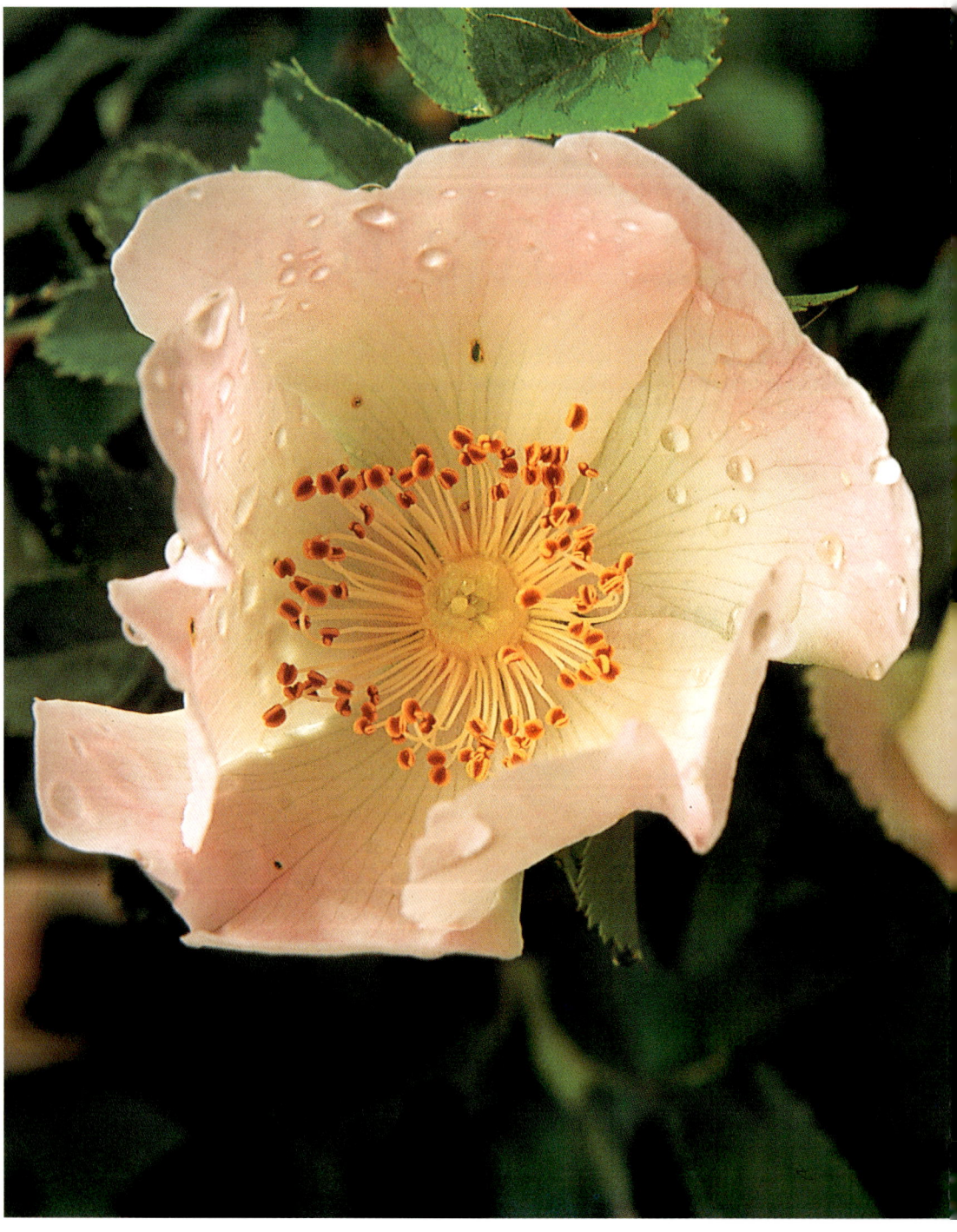

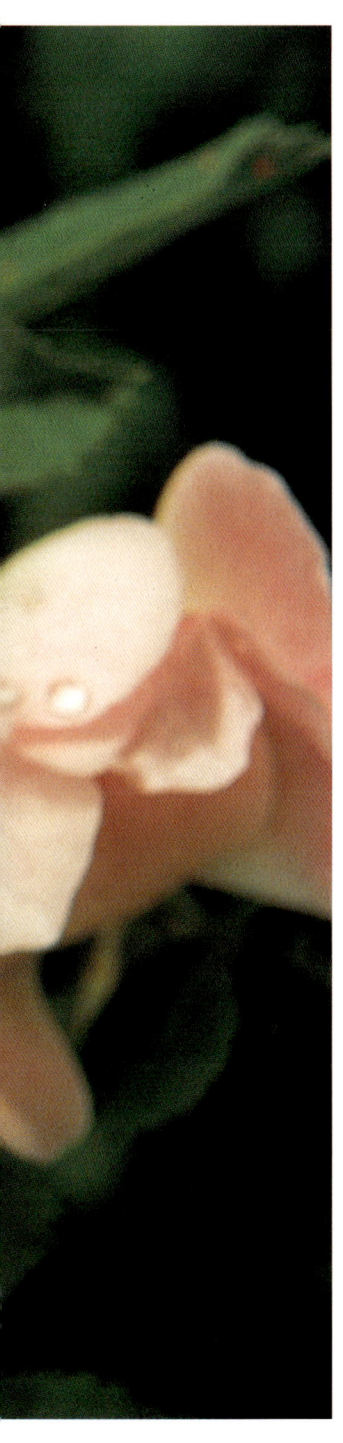

Der Weg zur persönlichen Entfaltung

»Bist Du jemals auf den Gedanken gekommen, daß Gott Dir eine Individualität geschenkt hat? Er gab Dir eine ganz eigene Persönlichkeit, einen Schatz, den Du ganz für Dich alleine behalten solltest. Er gab Dir ein Leben, das nur Du allein führen kannst. Er gab Dir eine Aufgabe, die nur Du erfüllen kannst. Er stellte Dich, ein göttliches Wesen, Sein Kind, in diese Welt, damit Du lernst, vollkommen zu werden, alles erreichbare Wissen zu erwerben, gütig und freundlich zu werden und anderen zu helfen.«

Dr. Edward Bach

Über Blütenessenzen

Pflanzen haben eine Seele! Was uns früher selbstverständlich war und Naturvölkern heute noch ist, ließ sich in den letzten Jahren durch wissenschaftliche Versuche beweisen. Welche Hilfe Pflanzen uns geben können, wie die Blütenessenzen gewonnen werden und auf welche Weise Sie zu »Ihrer« Blüte finden, stellen wir Ihnen in diesem Kapitel vor.

Blütenessenzen als Heilmittel

Wie individuell verschieden die Seele jeder Pflanze ist, erkannte der englische Arzt Dr. Edward Bach (1886–1936) vor über sechzig Jahren bei seiner intensiven Suche nach neuen, für den Menschen vollkommen unschädlichen, ganzheitlich wirkenden Heilmitteln.

Das »Potential« der Blüte Er erspürte die besonderen Heilkräfte der Blüten und nannte diese Kraft das »Potential« der Blüte.

Uns allen geläufig ist die Verwendung von Wurzel, Stengel, Blättern und Blüten einer Pflanze zur Herstellung von Heilpflanzenelixieren, -tees und anderen Kräuterzubereitungen sowie von homöopathischen Arzneimitteln. Die so entstandenen Arzneien entfalten ihre Hauptwirkung auf der körperlichen Ebene des Menschen und erreichen Geist und Gemüt erst durch spezielle Aufschlüsselungsprozesse, zum Beispiel durch Potenzieren und Dynamisieren bei den homöopathischen Mitteln. Bach dagegen verwendete ausschließlich die Blüte mit der Vorstellung, daß diese als höchster Ausdruck der Pflanze dem Menschen Zugang zur feinstofflichen Welt und damit zu seiner Seele ermöglicht. Sein Heilungsansatz »Heile die kranke Persönlichkeit, und der Körper folgt von selbst« stand im Gegensatz zur uns gewohnten Denkweise, nach der Krankheit uns scheinbar zufällig »widerfährt«, das heißt, Bach orientierte sich vor allem an der jeweiligen seelischen Konfliktsituation seiner Patienten und konnte damit überraschende Heilerfolge erzielen.

Heilung auf seelischer Ebene

Ebenso ging er davon aus, daß den Menschen unterschiedliche »Lebensaufgaben« gestellt werden, sie im Laufe ihres Lebens verschiedene Lernprozesse durchlaufen: Beim einen wird die Fähigkeit, Geduld und Mitgefühl zu leben, immer wieder auf die Probe gestellt, beim anderen sind Ausdauer und Durchhaltevermögen oder eigenverantwortliches Denken und Handeln sein »Thema«. Bachs Verdienst war es, zu erkennen, daß die spezifischen Energieschwingungen der Blüten jene Qualitäten in uns stimulieren können, die wir brauchen, um an unseren Aufgaben zu wachsen und trotz unterschiedlicher Herausforderungen ein glückliches Leben zu führen.

»Lebensaufgaben« lösen

> Das individuelle Potential einer Blüte zeigt dem Menschen den Weg, den er gehen kann, um sich seelisch zu entwickeln, frei, eigenverantwortlich und glücklich zu werden.

Wie eine Blütenessenz hergestellt wird

Bei der Herstellung der Blütenessenzen setzte Bach die Blüten keinerlei gewaltsamen Veränderungen aus, ausgehend von der Vorstellung, daß nur die vollkommen unveränderte, heile Blüte die Seele des Menschen wieder ganz und heil machen kann.
Bach berichtet, daß er während eines Morgenspaziergangs beim Anblick des Taus auf den Blüten auf die Idee kam, wie schön es wäre, von diesem Tau zu trinken und damit das, was die Blüte über Nacht an Kraft angesammelt hat, in sich aufzunehmen! Da Tau allein nicht ausreicht, um eine Essenz daraus zu bereiten, suchte er nach einer Methode, um einen ähnlichen Effekt zu erzielen: Er legte ein paar sorgfältig abgeschnittene Blüten in eine Schale mit **Sonnenmethode** Wasser und stellte sie in die Sonne, davon ausgehend, daß das Sonnenlicht dazu beitragen würde, die Kraft und die Heilschwingung der Blüte auf das Wasser zu übertragen. Nach einigen Stunden direkter Sonnenbestrahlung nahm er die Blüten heraus, filterte das Wasser und versetzte die so entstandene Blütenessenz mit Alkohol, um sie haltbar zu machen. Diese Vorgehensweise nannte er die *Sonnenmethode*. Da im frühen Frühjahr die Sonneneinstrahlung jedoch

nicht ausreicht, um den Katalisationsprozeß in Gang zu setzen, legte er kleine Äste sehr früh blühender Bäume in kochendes Wasser und ließ sie so lange ziehen, bis das Wasser die Heilschwingung der Blüten aufgenommen hatte. Dieses Verfahren bezeichnete er als *Kochmethode.*

Koch-methode

Die Herstellung der Blütenessenzen kommt einem alchemistischen Prozeß gleich. Der langjährige Traum der Menschheit, aus einem unedlen Metall durch geheimnisvolle Verfahren Gold zu bereiten, findet in der Welt der Blüten eine tatsächliche Entsprechung: Eine schöne Blüte erfreut uns nur für kurze Zeit, nämlich so lange sie blüht. Setzen wir die vier Elemente Feuer, Erde, Luft und Wasser als Hilfsmittel ein, können wir die kurzlebige Blütenenergie an das Wasser als Informationsträger binden und diese Schwingung unendlich lange speichern. Daß die so hergestellten Essenzen wirklich Gold wert sind, können wir erfahren, wenn wir bereit sind, uns auf die »Sprache« der Blüten und ihrer Essenzen einzulassen.

Die klassischen und die neuen Blütenessenzen

Die Heilerfolge mit den ersten zwölf Blütenessenzen, die er die »Zwölf Heiler« nannte, ermutigten Dr. Bach, weitere Blüten mit Heilwirkung zu suchen. Im Verlauf seiner siebenjährigen Forschungs- und Heilarbeit fand er insgesamt 37 Blütenessenzen, eine Essenz aus heilkräftigem Quellwasser, genannt Rock Water, sowie eine bestimmte Kombination aus fünf Blütenessenzen, die er als Rescue Remedy – Notfallmischung – bezeichnete. Kurz vor seinem Tod äußerte er, daß das System damit komplett sei, da er für sämtliche seelischen Grundkonflikte eine hilfreiche Essenz gefunden habe. Seither haben sich die Bach-Blüten weltweit bewährt und gelten als die »klassischen« Blütenessenzen.

Die 38 klassischen Bach-Blüten

Dr. Bachs Pionierleistung wurde in den vergangenen sechzig Jahren fortgesetzt, indem einzelne Menschen und größere Gruppen an der Entwicklung neuer Essenzen weiterarbeiteten. Meist hochgradig sensitive Menschen nahmen Kontakt mit den Pflanzen in ihrer

Umgebung auf und stießen dabei auf Blüten, die Heilschwingungen für die aktuellen Probleme unserer Zeit enthielten. Einige dieser neuen Essenzen, die sich in unserer langjährigen Praxis bewährt haben und eine besondere Bereicherung für Frauen darstellen, stellen wir Ihnen – neben den klassischen Bach-Blüten – in diesem Ratgeber vor.

Blüten-essenzen der neuen Generation

Worauf beruht die Wirkung der Blütenessenzen?

Die üblichen allopathischen (griechisch *állos* = entgegengesetzt, *páthos* = Leiden) Arzneimittel wirken dadurch, daß sie mittels entsprechender Substanzen unmittelbar in die Körperchemie eingreifen. Dagegen läßt sich sowohl bei den Blütenessenzen als auch bei den homöopathischen Hochpotenzen kein chemisch nachweisbarer Stoff finden, der die Wirkung erklären könnte. Vielmehr sind es feinste Schwingungen, die unseren Körper und unsere feinstoffliche Energiehülle, die Aura, in Resonanz versetzen und uns dadurch einen Impuls vermitteln.

Energie-schwingungen

Auch bei einem Mikrowellenherd läßt sich nicht erkennen, wie er wirkt – weder sehen Sie die Wärmequelle noch spüren Sie die Wärme; trotzdem hat eine bestimmte Wellenlänge die Fähigkeit, die Nahrung zu verwandeln und zu erhitzen. Gleiches gilt für die Wirkung von UV-Licht oder die Röntgenstrahlen. Mittels radiästhetischer Technik (physikalische Schwingungsmessung) lassen sich heute die individuellen Schwingungsfrequenzen jeder Blütenessenz messen, ja, es ist sogar meßbar, ob die Schwingung einer Blüte mit Ihrer persönlichen jeweiligen Eigenschwingung in Harmonie ist! Ohne auf eine Meßtechnik zurückgreifen zu können und einzig auf sein feines Gespür vertrauend, stellte sich Bach die Wirkung seiner neu entdeckten Heilmittel so vor:

»Bestimmte wildwachsende Blumen, Büsche und Bäume haben durch ihre hohe Schwingung die Kraft, unsere menschlichen Schwingungen zu erhöhen und unsere Kanäle zu öffnen für die Botschaften unseres spirituellen Selbsts. Sie überfluten unser Wesen mit der besonderen Tugend, die wir benötigen, und waschen dadurch die Mängel hinaus, die unsere Lei-

Wirkung auf feinstofflicher Ebene

den verursachen. Wie schöne Musik oder andere herrliche, erhebende und inspirierende Dinge können sie unser ganzes Wesen erhöhen und uns unserer Seele näherbringen. Dadurch schenken sie uns Frieden und befreien uns von unserem Leiden. Sie heilen nicht durch direkten Angriff auf die Krankheit, sondern indem sie unseren Körper erfüllen mit den schönen Schwingungen unseres höheren Selbsts, in dessen Gegenwart Krankheit hinwegschmilzt wie Schnee an der Sonne.«

Geistig-seelische Ursachen

Um nun die genau passende Blüte zu finden, ist es nach Dr. Bachs Ansicht notwendig, daß der Arzt seine vornehmste Aufgabe, die Seelsorge, erfüllt, indem er erkennt, welche ungelöste seelisch-geistige Problematik hinter dem jeweiligen Krankheitssymptom steht. Dementsprechend solle der Arzt Heilmittel verabreichen, die den Körper kräftigen und gleichzeitig dem Geist helfen, ruhig zu werden, seinen Horizont zu erweitern und nach Vollkommenheit zu streben. Dabei helfen die Blütenessenzen, da es für jeden seelischen Grundkonflikt eine Blüte gibt, die dazu beiträgt, das Problem zu erkennen und zu lösen. Dr. Bach war überzeugt, daß seine Methode so einfach und vor allem unschädlich sei, daß alle Menschen mit der Zeit in der Lage sein sollten, sich selbst zu helfen.

Für jedes Problem die passende Blüte

Dieser Auffassung tragen wir Rechnung, indem wir Ihnen so viel Information an die Hand geben, daß Sie für sich selbst eine Blütenauswahl treffen können. Wir gehen deshalb zunächst näher auf die vier »Grundpfeiler« ein, auf denen die Blütenauswahl und das Ziel der Blütentherapie beruhen.

Die vier Grundpfeiler der Blütentherapie

Seelische Harmonie

Haben Sie sich schon einmal die Zeit genommen, in vollkommener innerer Ruhe eine blühende Blume, eine Wiese mit bunten Wiesenblumen, einen blühenden Baum oder Strauch auf sich wirken zu lassen? Vielleicht haben Sie sich zeitweise von manchen Blumen oder Bäumen besonders angezogen gefühlt, weil Sie spürten, daß

Ihnen die Nähe gerade dieser Pflanze gut tat? Das vorherrschende Gefühl der meisten Menschen bei dem Gedanken an eine schöne Blume ist das von Harmonie: Farbe, Form, Duft jeder einzelnen Blüte können beim tieferen Einlassen ein Universum im kleinen, einen Mikrokosmos verkörpern, in dem alles vorhanden ist, was wichtig für uns ist und uns über uns selbst hinaushebt.

Blumen – ein Mikrokosmos

Ob Ihnen Blüten und Pflanzen nah sind oder fern, etwa wenn Sie in der Stadt inmitten von Steinen und Straßen wohnen und das Blühen und Vergehen, das Reifwerden der Früchte, den Wechsel der Jahreszeiten vielleicht nur noch sehr indirekt wahrnehmen – die Blütenessenzen helfen Ihnen, auf neue Weise mit der Welt der Pflanzen und darüber mit sich selbst in Kontakt zu kommen. Wenn Sie sich auf die Schwingung und die Sprache der Blüte einlassen, eröffnet sich Ihnen ein Zugang zu Ihrer Seele und zu Seiten Ihrer selbst, die Ihnen bisher verborgen und unbewußt waren. Mit Hilfe der Blüten werden Ihre Seele und Ihr Körper auf ein höheres Schwingungsniveau angehoben und damit neu »eingestimmt«. Körper und Seele lassen sich mit einem Musikinstrument vergleichen: Sind die Saiten einer Gitarre oder einer Geige zu schwach oder zu stark gespannt, ist das Instrument verstimmt, und es wird schwierig, wohlklingend darauf zu spielen. Wenn Sie »verstimmt« sind, treffen Sie vielleicht auch nicht mehr den richtigen Ton – in Ihrer Beziehung zu sich selbst und zu Ihren Mitmenschen entsteht ein Mißklang. Dann können die Schwingungen der Blütenessenzen Sie wieder harmonisch mit sich selbst und Ihrer Umgebung stimmen.

Verständnis für die Sprache des Körpers

Seele und Körper sind verbunden

Seelische Harmonie und körperliches Wohlbefinden gehen miteinander Hand in Hand. Ein seelischer Spannungszustand kann sich in unterschiedlichen körperlichen Beschwerden äußern, zum Beispiel in einer starken Anspannung der Muskulatur oder in Verkrampfungen von Magen und Darm.

Wenn Sie häufig an Kopfschmerzen leiden, sollten Sie einmal beobachten, wie oft Sie Sätze verwenden wie: »Das halt' ich im Kopf nicht aus« oder »Mir brummt der Schädel«. Bei Menschen, die beispielsweise an störenden Ohrgeräuschen leiden oder sich gar einen akuten Hörsturz zuziehen, ging den Beschwerden meist eine längere Zeit der Anspannung und Überarbeitung voraus – sie hatten einfach »zu viel um die Ohren«. Einen der häufigsten Sätze: »Das geht mir auf die Nerven« beantwortet der Körper unter Umständen mit Zahnnervenentzündungen, eingeklemmten Nerven im Bereich der Wirbelsäule oder anderen Arten von nervösen Symptomen bis hin zum tatsächlichen Nervenzusammenbruch. Wenn wir nicht von selbst auf unseren Körper und seine Bedürfnisse hören, ist es nicht verwunderlich, wenn seelische Anspannungen sich irgendwann als körperliche Beschwerden oder Krankheiten zeigen und uns damit zu einer Änderung unseres Verhaltens zwingen. Was halten wir im Kopf nicht mehr aus, welche Anforderungen sind zu viel, was geht uns auf die Nerven? Oft zerbrechen wir uns den Kopf mit solchen Fragen und kommen einfach nicht weiter.

Wenn es Ihnen ähnlich ergeht, können Ihnen die Blütenessenzen helfen, mehr Distanz zu Ihrer Thematik und damit einen neuen Blickwinkel zu entwickeln. »Klar sieht, wer von fern sieht«: Die Blüten spiegeln Ihren inneren Seelenzustand wider und vermitteln Ihnen neue Ansichten und Erkenntnisse, die die Voraussetzung dafür sind, daß Sie Ihr Verhalten ändern und mit Ihrer Umgebung anders umgehen können. Auf lange Sicht braucht Ihr Körper dann nicht mehr mit Krankheitssymptomen auf sich aufmerksam zu machen, weil Sie Ihre körperlichen Bedürfnisse zunehmend spüren und sich erlauben, sie zu leben.

Flexibilität – Veränderung als Lebensprinzip

Unser Leben ist ständig im Wandel, jeder Augenblick, so schön er auch sein mag, gehört schon bald der Vergangenheit an. Je mehr wir einen Zustand festhalten wollen, desto stärker entgleitet er uns. Dasselbe gilt auch für Menschen, die wir in unserer Nähe »festhalten« wollen. Vielfach steckt hinter dem Festhalten und Bewahrenwollen das Verlangen nach Sicherheit und Schutz durch eine Umgebung, die wir schon zu kennen glauben und die uns eine geordnete, überschaubare Existenz zu garantieren scheint. Eine plötzliche Veränderung unseres Gesundheitszustandes oder äußere Veränderungen stellen deshalb besondere Anforderungen an unsere Anpassungsfähigkeit.

Die Blütenessenzen zeigen Ihnen Ihre ganz persönliche Möglichkeit, sich den Wechselfällen des Lebens zu stellen und das Beste daraus zu machen. So hilft Ihnen zum Beispiel Rock Water (Seite 52), sich dem Strom des Lebens anzuvertrauen, während Larch, die Blüte der Lärche (Seite 28), Ihnen mehr Selbstsicherheit schenkt, so daß Sie gar nicht mehr so sehr auf äußere Sicherheit angewiesen sind. Vielleicht finden Sie aber auch Hilfe durch Honeysuckle, das Geißblatt (Seite 73), das Sie Ihre derzeitige Situation mit mehr Freude erleben läßt. In der Weise, in der Sie sich verändern, werden Sie immer wieder andere Blüten für sich entdecken, die Sie bei Ihrem nächsten Schritt unterstützen. So sind Sie mit sich in Einklang und können Ihr vorhandenes Potential zur Entfaltung bringen.

Dem Strom des Lebens vertrauen

Selbsterkenntnis – meine Lebensaufgabe als Frau

Jede Blüte steht für ein anderes Lebensthema

Jede Blüte steht für ein besonderes Lebensthema, das sich je nach Alter und Lebenssituation im Lauf eines Lebens verändern kann. Manche Themen ziehen sich allerdings durch unser ganzes Leben, weil sie einem individuellen inneren »Programm« entsprechen, das schon von Beginn unserer Existenz an wirksam war und unseren Lebensweg, unsere Moral und unsere Ansichten entsprechend geformt hat.

Ob zur Bewältigung eines akuten Konflikts oder zur Korrektur einer schon lange bestehenden Lebenseinstellung – die Blütenessenzen können Ihnen zu unentbehrlichen Helfern auf Ihrem gesamten Lebensweg werden: Ihre Fähigkeit nimmt zu, sich mit sich selbst auseinanderzusetzen. Indem Sie Ihren geistigen Horizont erweitern und eine neue Sensibilität entwickeln, gewinnen Sie bei Konflikten Zugang zu neuen Lösungswegen. Zunehmende Selbsterkenntnis schafft die Voraussetzung für Gelassenheit, inneren Frieden und Glück. Die Blütenessenzen können Sie mit Ihrer Weiblichkeit in Einklang bringen, gegebenenfalls versöhnen und Ihnen in Ihrem Leben als westliche Frau Orientierung und Perspektive vermitteln.

So finden Sie zu Ihrer Blüte

Wenn Sie sich schon mit den klassischen Bach-Blüten befaßt haben, haben Sie vielleicht festgestellt, daß Sie sich in mehreren oder sogar vielen der beschriebenen Blüten wiederfinden konnten. Auch in diesem Ratgeber begegnen Ihnen möglicherweise verschiedene Blüten, die Sie besonders ansprechen, wobei einige Blütenprinzipien mehr mit Ihrer derzeitigen Situation zu tun haben mögen, während Ihnen bei anderen vielleicht Situationen aus der Vergangenheit oder sogar aus der Kindheit einfallen. Der beste Weg, sich Klarheit zu verschaffen, ist, das Grübeln zu beenden, die Ebene des Alltagsbewußtseins zu verlassen und sich ganz Ihrem innersten Gefühl und Ihrem Unterbewußtsein anzuvertrauen.

Im folgenden zeigen wir Ihnen mehrere Möglichkeiten, wie Sie zu Ihrer(n) Blüte(n) finden. Wichtig ist, daß Sie, ohne sich selbst zu bewerten, einfach auf Ihre innere Stimme horchen im Vertrauen darauf, daß tief in Ihrem Inneren die Antwort da ist.

Bewährte Blütenessenzen für Frauen

Aus der Vielzahl der Blütenessenzen (weltweit sind es an die 1000) haben wir 30 Essenzen für Sie ausgewählt, die sich in unserer langjährigen Praxis als besonders bedeutsam für Frauen und ihre unterschiedlichen alters- und situationsbedingten Lebensthemen erwiesen haben. Zu diesen 30 Blütenessenzen gehören zwei Blüten, die in jedem Alter nötig sein können: Rescue Remedy (Seite 79) und Walnut (Seite 80). Um Ihnen die Auswahl zu erleichtern, haben wir die übrigen 28 Blüten sieben Lebensphasen beziehungsweise -situationen zugeordnet, das heißt, pro Lebensphase/-situation stellen wir Ihnen jeweils vier Blüten vor. Das bedeutet jedoch nicht, daß nicht noch weitere Blüten für Sie in Frage kommen können, oder daß die von uns vorgenommene Zuordnung immer zutreffen muß.

Deshalb verweisen wir bei jeder Lebensphase/-situation auf weitere, an anderer Stelle ausführlich beschriebene Blüten, die Sie bei Ihrer Wahl ebenfalls in Betracht ziehen können.

Die sieben Lebensphasen/-situationen gliedern sich in folgende Abschnitte:

Lebensphase	Die wichtigsten Blüten	Ergänzende Blüten
Vom Kind zur Frau	Beech, Larch, Prunk-winde, Scleranthus.	Agrimony, Rosa Apfelrose, Centaury, Cerato, Chicory, Crab Apple, Gentian, Hahnenfuß, Holly, Honeysuckle, Impatiens, Königskerze, Pine, Red Chestnut, Sonnenblume, Vine.
Partnerschaft – vom Ich zum Wir	Centaury, Holly, Tränendes Herz, Vine.	Agrimony, Rosa Apfelrose, Beech, Chicory, Crab Apple, Honeysuckle, Hibiskus, Larch, Red Chestnut, Rock Water, Scleranthus, Sonnenblume.
Mutter werden – Mutter sein	Rosa Apfelrose, Cerato, Gentian, Red Chestnut.	Agrimony, Centaury, Chicory, Hahnen-fuß, Holly, Impatiens, Larch, Olive.
Die Frau im Beruf	Agrimony, Königskerze, Rock Water, Sonnen-blume.	Beech, Centaury, Cerato, Hahnenfuß, Larch, Oak, Vine.
Die Frau in der Familie	Chicory, Crab Apple, Geranie, Hahnenfuß.	Rosa Apfelrose, Centaury, Gentian, Hibiskus, Holly, Königskerze, Oak, Olive, Pine, Prunkwinde, Rock Water, Scleran-thus, Vine, Wild Rose.
Die Frau in Familie und Beruf	Impatiens, Oak, Olive, Pine.	Chicory, Gentian, Königskerze, Mandel-blüte, Rock Water, Sonnenblume.
Die reife Frau	Hibiskus, Honeysuckle, Mandelblüte, Wild Rose.	Rosa Apfelrose, Centaury, Chicory, Crab Apple, Gentian, Geranie, Holly, Königskerze, Olive, Pine, Red Chestnut, Rock Water, Scleranthus, Tränendes Herz, Vine.

Auswahl über die Selbstbetrachtung

Dazu brauchen Sie:

Wichtig:
Ruhe und
Entspannung

- äußere und innere Ruhe
- Entspannung
- einen angenehmen Platz in Ihrer Wohnung oder ein friedliches Plätzchen im Freien
- Schreibzeug.

Setzen Sie sich gerade hin, die Füße stehen nebeneinander auf dem Boden, der Kopf ruht frei auf dem Rumpf, die Augen sind geschlossen. Gehen Sie innerlich nacheinander folgende Fragen durch:

■ *Worunter leide ich zur Zeit am meisten? Ist es eine körperliche oder eine seelische Beschwerde? Hat sie überwiegend mit mir selbst oder mit meiner Umwelt zu tun?*
Notieren Sie sich diese Punkte und versehen Sie sie je nach Wichtigkeit mit Rangpunkten von 1 bis ... Dies ist Ihre Prioritätenliste der zur Veränderung anstehenden Gegebenheiten.

■ *Wonach sehne ich mich am allermeisten? Was ist mein geheimster Wunsch?*
Notieren Sie spontan und ohne irgendwelche Bedenken alles, was Ihnen dazu einfällt, egal, ob Sie sich eine Realisierung dieses Wunsches zur Zeit vorstellen können oder nicht. Das können Begriffe sein wie »Lebensfreude«, »innerer Frieden«, »Liebesglück« oder was immer Ihnen einfällt.

Spontan
alles
notieren

■ *Welches ist der allerkleinste Schritt, den ich tun könnte, um der Verwirklichung meiner Wünsche näherzukommen?*
Das können so kleine Dinge sein wie »die Wohnung aufräumen«, »ein Gespräch mit einem bestimmten Menschen führen«, »ein Wochenende vollkommen für mich allein verbringen«. Erstellen Sie auch hier eine Prioritätenliste der anstehenden Dinge von 1 bis ...

Schlagen Sie jetzt im Buch die Lebensphase/-situation auf, in der Sie sich gerade befinden. Betrachten Sie zunächst in aller Ruhe nur die Bilder der vier Blüten. Spüren Sie in sich hinein, welches Bild am ehesten ein Wohlgefühl in Ihnen entstehen läßt. Wenn Sie Ihre Wahl getroffen haben, lesen Sie den dazugehörigen Text und überprüfen Sie, ob Sie dort ähnliche Begriffe finden wie diejenigen, die Sie sich vorher notiert haben. Vielleicht fühlen Sie sich auch zu mehreren Blüten hingezogen; dann kann es sein, daß für Sie mehrere Blüten richtig sind, ja daß diese sich sogar sehr gut ergänzen. Sollten Sie in Ihrer derzeitigen Lebensphase/-situation nichts Passendes finden, haben Sie folgende Möglichkeiten:

Eine oder mehrere Blüten

● Sie überprüfen, ob Sie vielleicht eine der immer wichtigen Blüten brauchen: Rescue Remedy (Seite 79) oder Walnut (Seite 80).
● Sie schauen unter »Blüten, die Sie noch in Betracht ziehen können«, welcher Text Sie spontan anspricht, und lesen dann bei der angege benen Seitenzahl die ausführliche Blütendarstellung.
● Sie gehen zu dem Lebensabschnitt, den Sie vor Ihrem jetzigen durchlaufen haben. Zum Beispiel: Sie haben bei »Partnerschaft – Vom Ich zum Wir« (Seite 34) nichts für sich entdecken können. Dann lesen Sie im Abschnitt »Vom Kind zur Frau« (Seite 26), ob Sie dort »Ihre« Blüte(n) finden.
● Sind Sie auch jetzt noch nicht sicher, die richtige(n) Blüte(n) gefunden zu haben, können Sie nach der intuitiven Auswahl über die Bildbetrachtung vorgehen.

Auswahl über die Bildbetrachtung

Vielleicht sind Sie ein Mensch, dem die Welt der Bilder sehr nahe ist, und Sie haben sich schon beim ersten Durchblättern dieses Buches sofort von einem oder mehreren Blütenfotos in Bann gezogen gefühlt? Dann könnte es sein, daß diese Blüten im Moment besonders wichtig für Sie sind. Aber auch ein Bild, das Sie spontan abstößt, kann zu einem Blütenprinzip gehören, mit dem Sie sich gerade in Auseinandersetzung befinden! Oft ist dies genau der Punkt, den wir nicht so gern sehen wollen, an dem wir unseren »blinden Fleck« haben. Nehmen Sie in diesem Fall einfach nur den dazugehörigen Text zur Kenntnis, zwingen Sie sich aber nicht zur Einnahme einer solchen Blüte, denn der Wunsch danach kann sich nach einiger Zeit ganz von selbst einstellen.

Der »blinde« Fleck

Dem Gefühl vertrauen Sie werden sich dann mit Ihrer Auswahl am wohlsten fühlen, wenn Sie Ihrem Gefühl vertrauen und das für sich auswählen, was spontan Harmonie und Wohlbefinden in Ihnen auslöst. So wie Sie auch beim Gärtner, ohne lange zu überlegen, eine neue Pflanze für Balkon oder Garten auswählen, einfach deshalb, weil Farbe, Form und Duft der Blüten Sie ansprechen.

Wenn Sie noch keinen »Favoriten« haben, können Sie so vorgehen: Blättern Sie in diesem Ratgeber wie in einem Bilderbuch. Konzentrieren Sie sich dabei auf folgende Fragen:

- Welches Blütenbild spricht mich am stärksten an?
- Welche Blütenfarbe, welche -form gefällt mir am besten?
- Welches Foto würde ich mir gerne an mein Bett stellen, welches könnte ich mir im Wohn- oder Eßzimmer oder an meinem Arbeitsplatz vorstellen? (Dies können auch mehrere Blüten sein!)

Haben Sie Ihre Blüte(n) gefunden? Wenn Sie intuitiv über das Bild auswählen, brauchen Sie sich nicht an die den Blüten zugeordneten Lebensphasen/-situationen zu halten, sondern vertrauen einfach Ihrem Unterbewußtsein. Je spontaner Sie Ihre Auswahl über das Blütenbild treffen, desto stimmiger ist sie, denn über das Bild haben Sie viel leichter Zugang zu Ihrem Unbewußten, denn dieses stellt den eigentlichen Schlüssel zur Lösung Ihres Problems dar. **Zugang zum Unbewußten**

■ Lesen Sie jetzt den dazugehörigen Text und überprüfen Sie, ob Sie sich darin wiederfinden können. Es kann sein, daß Sie im ersten Moment nicht mit allem übereinstimmen, dann vertrauen Sie einfach Ihrem Gefühl und Ihrer Intuition. Denn gerade bei dieser Auswahlmethode passiert es häufig, daß Ihnen der Sinn des Textes und der Bezug, den die gewählte Blüte zu Ihrem Leben hat, erst nach und nach aufgehen.

Der Blüten-Geschmack kann sich verändern Sie werden die Erfahrung machen, daß Ihr Blüten-Geschmack sich immer wieder stark verändern kann. Ein Bild, das Ihnen jetzt mit Abstand am schönsten erscheint, interessiert Sie vielleicht in einigen Wochen oder Monaten nicht mehr so sehr, dafür tritt ein anderes an seine Stelle. Je mehr Sie sich auch hier auf Ihr innerstes Bedürfnis einlassen, desto tiefgreifendere Erfahrungen werden Sie mit sich selbst machen.

Auswahl über den Fühltest

Diesen intuitiven Test können Sie durchführen, wenn Sie ein Set mit allen in diesem Ratgeber beschriebenen Konzentraten besitzen (Bezugsquellen finden Sie bei »Adressen, die weiterhelfen« auf Seite 94). Eine weitere Voraussetzung ist, daß Sie Ihrem Spürsinn vertrauen und sich nicht durch Stimmen in Ihrer Umgebung verunsichern lassen, die Ihr Vorgehen als Humbug bezeichnen und in den Bereich des Aberglaubens verweisen. Schließlich spüren Sie ja auch, welcher Mensch Ihnen besonders sympathisch ist, nach welchem Lebensmittel Ihnen gerade der Sinn steht oder welche Musik Ihnen zur Zeit gefällt. Da in jedem Blütenessenzfläschchen die individuelle Schwingung der Blüte gewissermaßen eingefangen ist, können Sie mit der nötigen Einstimmung bei den Fläschchen auch unterschiedliche Empfindungen wahrnehmen.

Dem Spürsinn folgen

So gehen Sie bei dem Fühltest vor:
● Treffen Sie eine Vorauswahl über die Selbstbetrachtung (Seite 18) beziehungsweise über die Bildauswahl (Seite 19).
● Setzen Sie sich mit geschlossenen Augen an einen ruhigen Platz und nehmen Sie die ausgewählten Blütenfläschchen einzeln nacheinander in die linke Hand (auch wenn Sie Linkshänderin sind).
● Wenn eine Blüte richtig für Sie ist, können Sie dies an folgenden Empfindungen ablesen:
– Sie spüren ein Kribbeln in der Hand.
– Ihr Atem wird ruhig und tief.
– In Ihrem Körper breitet sich ein wohliges Wärmegefühl aus.
Wohlgefühl – Ein Gefühl von allgemeiner Leichtigkeit, Freude und Entspannung stellt sich ein.

Schon eine dieser Empfindungen ist ein Zeichen dafür, daß Ihr Körper in Resonanz, das heißt, in harmonischer Schwingung ist mit der gewählten Blüte, so daß Sie ziemlich sicher davon ausgehen können, daß diese Blüte Ihnen zur Zeit gut tut.

● Wenn Sie mehrere Blüten ausgewählt haben (maximal vier!), überprüfen Sie jedes Fläschchen auf die gleiche Weise.
● Testen Sie nun alle Fläschchen gemeinsam und spüren Sie, ob sich die Mischung harmonisch anfühlt. Ist dies der Fall, stellen Sie

Jedes Fläschchen prüfen

Einige Stunden abwarten sich eine Einnahmeflasche her (Seite 85). Sollten Sie unsicher sein, lassen Sie die Entscheidung einige Stunden ruhen, gehen dann die Fläschchen einzeln durch und wählen das/die Fläschchen aus, bei dem/denen Sie die stärkste Wirkung verspüren. Bereiten Sie zunächst nur aus dieser/diesen Blüte(n) eine Einnahmeflasche.

● Wenn die ausgewählten Fläschchen Sie nicht ansprechen, kann es sein, daß für Sie das Lesen des Textes beziehungsweise das Betrachten der Bilder momentan die Einnahme ersetzt.

Auswahl über das Gespräch

Lassen Sie sich beraten Wenn Sie auch jetzt noch unsicher sind oder sich in einer schwierigen gesundheitlichen Verfassung befinden, sollten Sie eine(n) erfahrene(n) Blütenbehandler(in) zu Rate ziehen. Manche Behandler verwenden Fragebögen, andere führen ein ausführliches Gespräch oder lassen Sie intuitiv unter verschiedenen Blütenbildern oder -essenzen auswählen. Wieder andere nehmen Instrumente zu Hilfe, zum Beispiel einen Biotensor oder ein Elektroakupunkturgerät. Über den Muskeltest der Kinesiologie oder über einen Pulstest kann der Behandler zusätzliche Sicherheit bei der Auswahl der passenden Blüte(n) gewinnen (»Bücher, die weiterhelfen«, Seite 94). Fragen Sie ihn, welche Blüte(n) er Ihnen verordnet hat und warum. Da es bei der Therapie mit Blütenessenzen vor allem um einen Erkenntnisprozeß geht, den Sie im Lauf der Behandlung durchmachen, wird der Erfolg umso größer sein, je intensiver Sie sich mit sich selbst auseinandersetzen.

Wenn Sie richtig gewählt haben

Neue Gelassenheit Wenn die Blüte oder die Blütenmischung gut getroffen ist, können Sie manchmal schon innerhalb weniger Stunden oder Tage eine Besserung Ihrer seelischen oder körperlichen Beschwerden feststellen. Was Ihnen als erstes auffallen wird, ist eine neue Gelassenheit, dem Leben zu begegnen. Selbst wenn sich Ihre Situation zunächst nicht verändert, spüren Sie trotzdem eine Erleichterung, weil Sie manche Dinge mit anderen Augen sehen können. Vieles, in das Sie sich verwickelt haben und das Sie stark betroffen hat, können Sie mit mehr Distanz stehen lassen. Innere Ruhe, Abstand und Klarheit fördern Ihre Fähigkeit, Problemen auf neue Weise zu begegnen. Manchmal kann auch ein längerer Zeitraum erforderlich sein, um gesundheitliche und/oder seelische Probleme vollständig zu lösen. Bedenken Sie dabei bitte, daß Ihr jetziger Zustand das Resultat einer langfristigen, oft lebenslangen Entwicklung ist und Probleme sich nicht von heute auf morgen wie durch ein Wunder in Wohlgefallen auflösen können. Aus diesem Grund haben wir schon bei der Auswahl der Blüten über die Selbstbetrachtung (Seite 18) die »Politik der kleinen Schritte« vorgeschlagen: Halten Sie sich Ihr großes Ziel vor Augen, aber erachten Sie keinen Schritt als zu klein oder unwichtig, den Sie auf diesem Weg machen können, sondern loben Sie sich für Ihre Fortschritte!

Besserung schon nach kurzer Zeit

Es kann vorkommen, daß Sie sich nach Beginn der Einnahme vorübergehend – meist nicht länger als einige Tage – schlechter fühlen. Der Grund dafür liegt möglicherweise darin, daß Probleme, denen Sie bisher aus dem Weg gegangen sind, durch die Blütenessenzen offen zutage treten. Im allgemeinen ist es sinnvoll, die Einnahme trotzdem fortzusetzen, da sich die Schwierigkeiten erfahrungsgemäß bald geben. Als Hilfestellung dürfen Sie zusätzlich so lange Rescue Remedy einnehmen (Seite 79), bis Ihr Zustand sich wieder stabilisiert hat. Wenn Sie sich nicht sicher sind, fragen Sie bitte eine(n) erfahrene(n) Blütenbehandler(in) um Rat.

Die Einnahme fortsetzen

Bei anhaltenden Schwierigkeiten kann es sein, daß Sie die betreffende Kombination zu »herausfordernd« zusammengestellt haben, das heißt, eines oder mehrere der durch die Blüten angesprochenen Themen sind im Moment noch nicht »reif« zur Bearbeitung. Dann überprüfen Sie die Mischung bitte nochmals und nehmen Sie nur die Blüten ein, die Sie gefühlsmäßig spontan ansprechen und mit denen Sie sich beim Fühltest wohlfühlen (Seite 21).

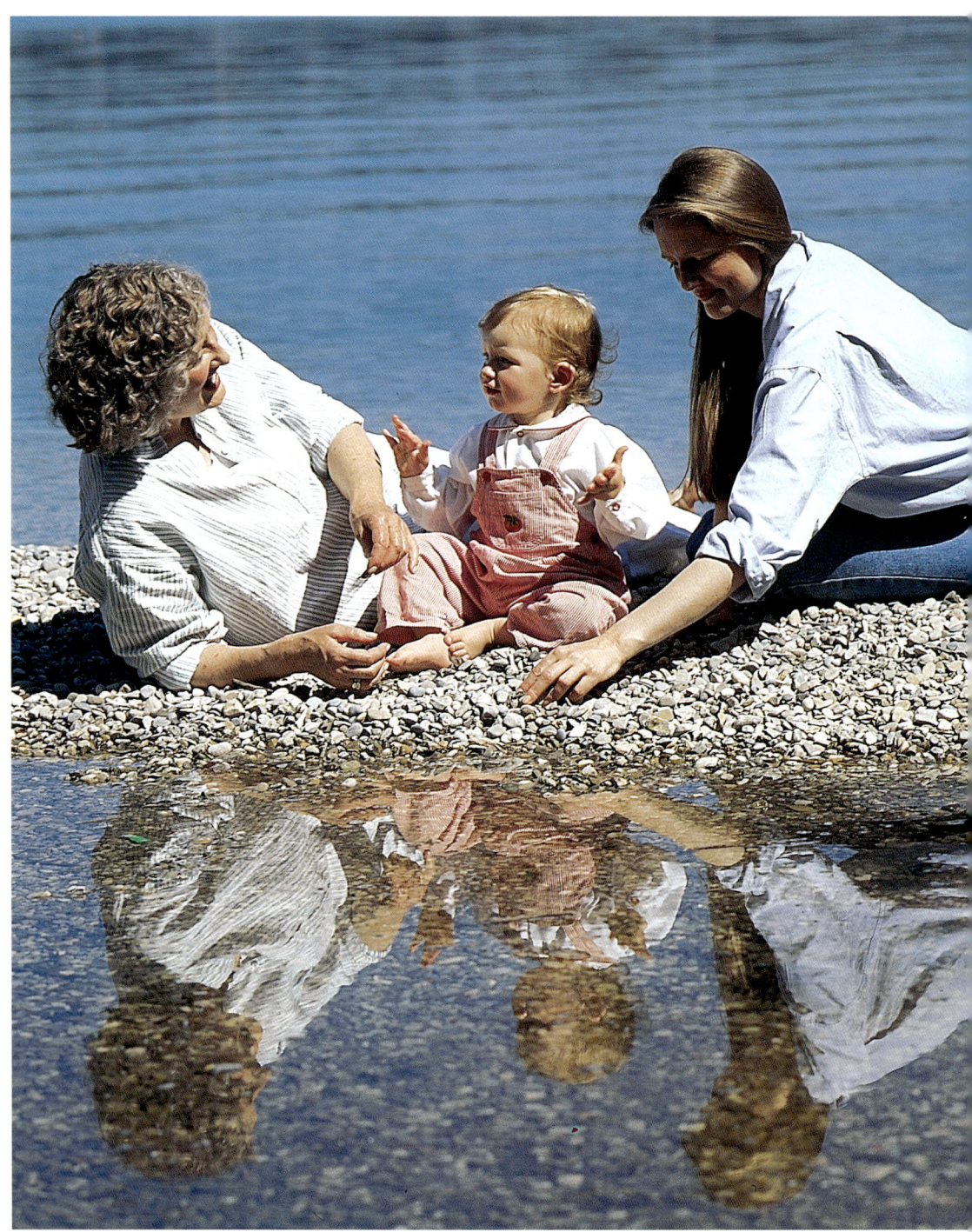

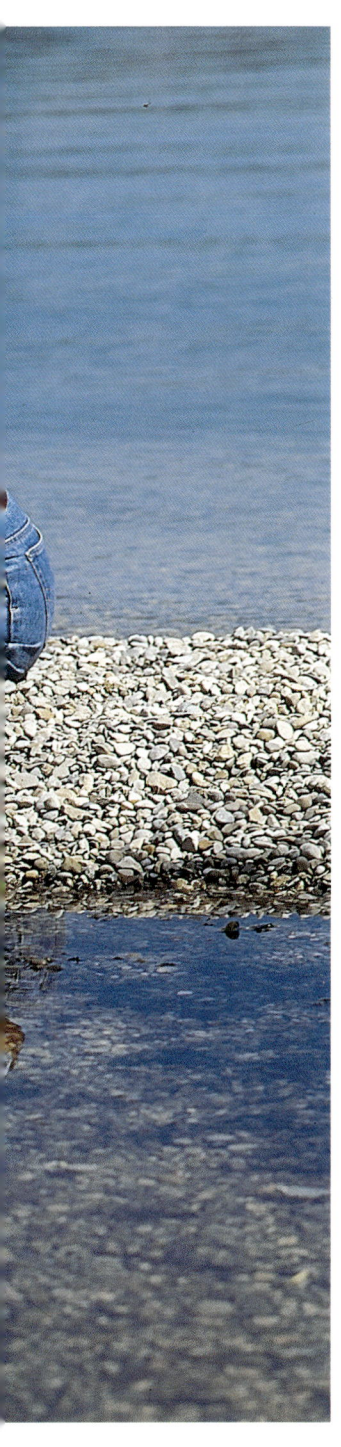

Blüten-essenzen für Frauen

»Alles wahre Wissen
kommt allein aus unserem Inneren,
aus der stillen Kommunikation
mit unserer Seele.«

Dr. Edward Bach

Blüten für verschiedene Lebensphasen

Im Laufe unseres Lebens begegnen wir je nach Alter und Lebenssituation unterschiedlichen Problem- und Aufgabenstellungen, für deren Lösung wir manchmal keinen Rat wissen. Die Blüten, die in einer bestimmten Lebensphase erfahrungsgemäß besonders hilfreich sind, stellen wir Ihnen in diesem Kapitel ausführlich in Text und Bild vor. Am Schluß jeder Blütendarstellung finden Sie eine kurze Zusammenfassung, für welche körperlichen und seelischen Schwierigkeiten, für welche häusliche oder berufliche Situation die Blüte besonders wichtig ist. Auch wenn wir dabei vor allem frauenspezifische Themen ansprechen, heißt dies nicht, daß die Blüten nicht auch für Männer in ähnlicher Lage hilfreich sein können! Oft trägt eine Blütentherapie aller Betroffenen, etwa des Partners oder der Kinder, zur raschen Klärung und Lösung eines Konflikts bei. Doch selbst wenn Sie noch so begeistert sind – drängen Sie die Blüten nie jemandem auf, nach dem Motto »Ich weiß, was gut für dich ist!«. Die Blütendarstellungen sollen in erster Linie für Sie persönlich ein Weg zur Selbsterkenntnis sein. Wenn die Menschen in Ihrer Umgebung aufgrund der an Ihnen sichtbaren positiven Veränderungen dann vielleicht selbst Lust verspüren, sich mit den Blüten zu befassen, umso besser! Wie Sie zu der/den jeweils zu Ihnen passenden Blüte(n) finden, haben wir ab Seite 16 dargestellt. Wie sie zubereitet und angewendet werden, ist ab Seite 94 erläutert.

Nicht nur für Frauen

Vom Kind zur Frau

Pubertät und Adoleszenz stellen besondere Herausforderungen an junge Mädchen: Körperlich, seelisch und geistig wachsen sie hinein in eine noch fremde Welt, deren Gesetze sie noch nicht kennen und in die sie sich erst noch einfinden müssen. Die körperliche Veränderung und der zunehmende Einfluß weiblicher Hormone bringt manchmal ein Wechselbad der Gefühle mit sich. Ohne Rücksicht auf diese Schwankungen erfordert die Lern- und Lehrzeit

Seele und Körper sind im Umbruch

konstante Wachheit und Konzentration. Ständig müssen sie sich und ihre Leistungen unter Beweis stellen, auch ihr Äußeres unterliegt laufender Begutachtung, wobei sie oft selbst ihr größter Kritiker sind. Das Bedürfnis, gut anzukommen, vor allem beim anderen Geschlecht, und so akzeptiert zu werden, wie sie sind, kann im Widerspruch stehen zu dem Wunsch nach Konfrontation. Sie brauchen den Schutz der Nestwärme und wollen gleichzeitig die Welt kennenlernen. Sie erfahren sich selbst, indem sie ihre Grenzen erfahren. Insgesamt befinden sie sich auf der Suche nach sich selbst, nach ihren besonderen Fähigkeiten und Begabungen, nach eigener Meinung und Eigenständigkeit, nach eigener Orientierung und eigenen Zielen, nach einem Berufsziel und ihrem Platz in der Gesellschaft und in der Welt.

Freiheit und Nestwärme

Die im folgenden vorgestellten Blüten sollen die in dieser Zeit notwendige Entwicklung begleiten und Sie dabei unterstützen, Ihre Ziele zu verwirklichen.

Beech – Buche

Toleranz und Akzeptanz – tolerantes Urteilsvermögen

Finden Sie es für sich erstrebenswert, cool sein zu können, das heißt, über den Dingen zu stehen? Sie wollen von anderen nicht kritisiert oder bewertet werden, ertappen sich aber gleichzeitig dabei, wie Sie Ihre Mitmenschen schonungslos und direkt beurteilen. Mit Ihrer Intelligenz erkennen Sie sehr schnell, wo andere Menschen ihre Schwächen haben, und – zugegeben –, ist es nicht verlockend, mal so richtig zu tratschen oder andere mit feiner Ironie zu verunsichern? Oft sind Sie allerdings selbst das Opfer kritischer Bewertung – vielleicht sogar der eigenen? Das Bedürfnis, sich von anderen in dieser Form abgrenzen zu müssen, kann einhergehen mit Kopfschmerzen, Migräne, Heuschnupfen oder Allergien. Die Blüte der Buche hilft Ihnen, Ihren kritischen Verstand liebevoll für sich selbst und für andere einzusetzen und damit viel mehr zu bewirken. Sie lernen, über Kleinlichkeit und Detailkrämerei zu stehen und andere in ihrer Eigenart anzunehmen, genauso wie Sie selbst ja auch ungeachtet Ihrer Haarfarbe, Ihres Dialekts, Ihrer persönlichen Eigenheiten oder was auch immer akzeptiert sein möchten. Mit Toleranz finden Sie ein besseres Verhältnis zu Ihrer Familie, zu Mitschülern, Lehrern und Mitarbeitern und merken, daß Teamarbeit spannend sein und Spaß machen kann. Sie lernen, Ihre

»Ich akzeptiere die unverwechselbare Eigenart von mir selbst und anderen.«

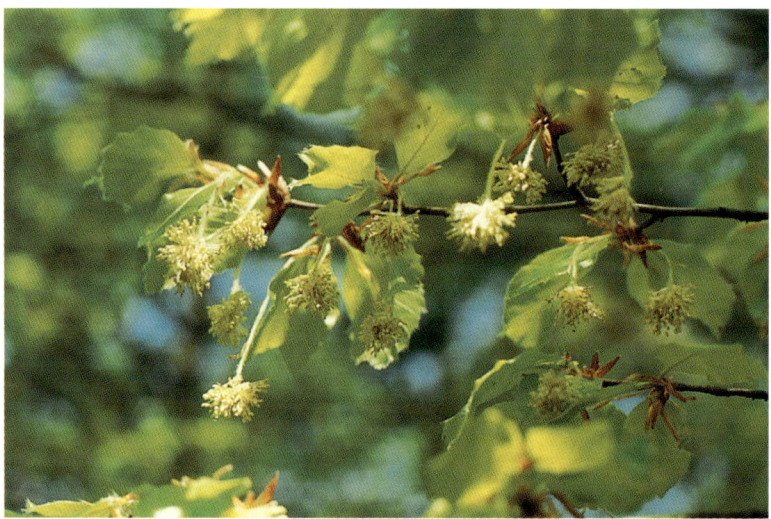

Intelligenz da einzusetzen, wo sie wirklich von Nutzen ist, zum Beispiel zum Erreichen höherer Ziele. Sie beobachten andere mit gelassener Distanz, werden aber aktiv, wenn es darum geht, Ihre Überzeugungen und Ideale zu vertreten.

■ Wer braucht Beech besonders?
Mädchen und Frauen, die viel mit dem Intellekt arbeiten, zum Beispiel Schülerinnen, Studentinnen, Lehrerinnen.

Larch – Lärche

Selbst-
vertrauen –
Selbst-
wertgefühl

Haben Sie manchmal das Gefühl, die anderen könnten alles besser als Sie? Anderen falle etwas von allein zu, um das Sie sich bemühen müssen? Sie erscheinen Ihnen klüger, sportlicher, schöner, beliebter – auf jeden Fall schneiden Sie bei einem Vergleich Ihrem Gefühl nach schlechter ab. Vielleicht verstecken Sie sich auch nur hinter den anderen, weil Sie sich nichts zutrauen oder meinen, einen Makel verbergen zu müssen. Manchmal ist es allerdings ganz geschickt, die Schwache zu spielen, mit der eigenen Unfähigkeit zu kokettieren und dadurch den anderen Menschen eine scheinbare Überlegenheit zu vermitteln. Diese haben dann zwar die »Oberhand«, aber auch die Arbeit und die Verantwortung.

Larch hilft Ihnen zu wachsen, eine gerade, starke Wirbelsäule zu bekommen, so daß Sie schon körperlich mehr Selbstvertrauen ausstrahlen. Larch schenkt Ihnen die heitere, gelassene Zuversicht, etwas zu wagen, es auf einen Versuch ankommen zu lassen, ohne Ihre Fähigkeiten von vornherein in Zweifel zu ziehen. Wenn Sie sich unbeschwert auf etwas einlassen, ist dies schon der erste Schritt zum Gelingen, denn: Fehler machen ist erlaubt – und durch nichts anderes lernen Sie so viel wie durchs Fehlermachen! Je mehr Sie in Ihr eigenes selbstverantwortliches Handeln hineinwachsen, desto mehr Gelegenheiten finden Sie, Ihre besonderen Werte und Fähigkeiten zu erkennen und damit Ihr eigenes Wertsystem zu entwickeln. Lassen Sie sich einfach überraschen von dem, was alles in Ihnen steckt! Dann kann sich auch die Orientierung an Stars wie Sportlern oder Musikern als Impuls erweisen, selbst etwas zu tun, was Ihnen Freude macht und das Gefühl einer persönlichen Leistung vermittelt.

»Ich vertraue auf meine Fähigkeiten.«

■ Wer braucht Larch besonders?
Mädchen und Frauen, die ihr Leistungsvermögen steigern wollen; Mädchen und Frauen, die schüchtern sind, die das Gefühl haben, mit einem Makel behaftet zu sein (dicke Brille, keine dem heutigen Schönheitsideal entsprechende Figur).

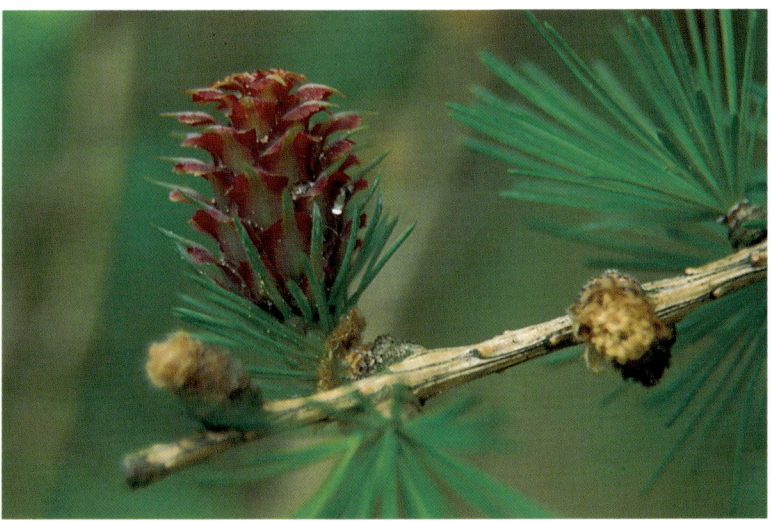

Prunkwinde

Innere Orientierung und Tiefgang

Gibt es bei Ihnen Tage, an denen Sie am liebsten auf mehreren Hochzeiten gleichzeitig tanzen möchten? Hier läuft ein interessanter Film, dort steigt eine Fete, da spielt eine tolle Musikgruppe – aber eigentlich wäre noch etwas für die Schule, das Studium, die Prüfung zu tun. Vielleicht sollten Sie auch noch ein bißchen mehr jobben, um sich all die Vergnügungen leisten und mit den anderen mithalten zu können? So sind Sie auf der Suche nach ständig neuen Reizen, frönen vielleicht aus diesem Bedürfnis heraus einer Sucht, sei es Essen, Alkohol, Nikotin oder Drogen. Selbst wenn Sie noch so fit sind, spüren Sie mit der Zeit unterschwellig eine Erschöpfung, weil Sie die Nacht zum Tag machen, Freizeit zum Streß wird, und Sie es nur noch schwer schaffen, innerlich zur Ruhe zu kommen und Ihrem eigenen Rhythmus gemäß zu leben. Die Prunkwinde hilft Ihnen, aus der Vielzahl der attraktiven Möglichkeiten auszuwählen. Sie führt Sie zu Ihrer Mitte und hilft Ihnen, bei aller Betriebsamkeit einen ruhenden Pol in sich zu entwickeln. Sie können die Jagd nach äußeren Reizen und die ständige Suche nach Erlebnissen beenden und nehmen sich die Zeit, Eindrücke zu verdauen und sich setzen zu lassen. Wenn Sie die Realität so annehmen, wie sie ist, und in Einklang mit Ihren Ansprüchen

»Ich besinne mich auf meine Basis, bin aktiv und kreativ.«

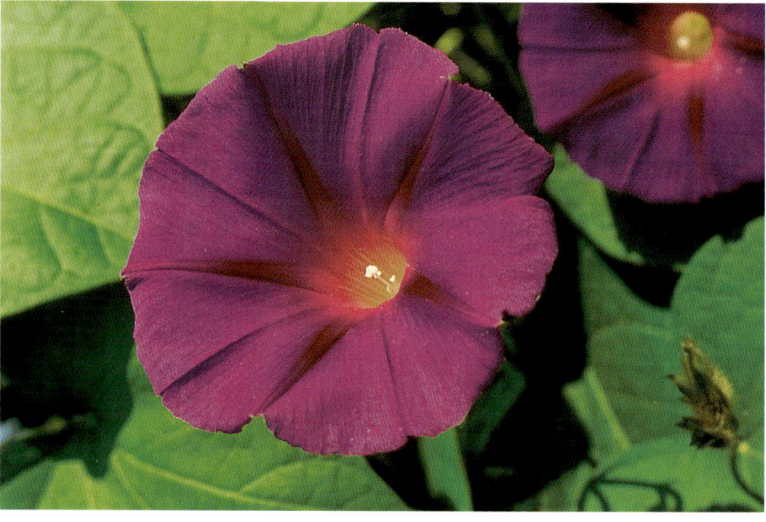

bringen, werden Sie entdecken, wie spannend es sein kann, sich um sich selbst zu kümmern oder selbst etwas in Szene zu setzen. Ihr Sexualleben und Ihre freundschaftlichen Beziehungen gestalten sich befriedigend und intensiv, weil Sie spüren, was Sie wirklich geben können. Mit innerer Ruhe genießen Sie den Tiefgang im Gespräch und in der körperlichen Begegnung. Unabhängig von Zeit- und Modeströmungen finden Sie einen neuen Lebensinhalt, der Sie glücklich und zufrieden macht.

■ Wer braucht die Prunkwinde besonders?
Mädchen und Frauen, die ständiger Reizüberflutung ausgesetzt sind oder sich ihr aussetzen, zum Beispiel viel Fernsehen, Autofahren; Mädchen und Frauen mit Neigung zum Drogenmißbrauch aller Art (Süßigkeiten, Kaffee, Zigaretten, Alkohol, Drogen).

Scleranthus – einjähriger Knäuel

Leiden Sie manchmal unter Stimmungsschwankungen nach dem Motto »himmelhoch jauchzend – zu Tode betrübt«? Schon kleine äußere Ereignisse, eine schlechte Benotung, das vermeintliche Übersehenwerden seitens des Angebeteten werfen Sie rasch aus der Bahn und können zu so extremen Reaktionen führen, daß Ihre Mitmenschen sich nicht mehr bei Ihnen auskennen. Auf Ihren Menstruationszyklus können Sie sich nicht so ganz verlassen, mal ist er überraschend kurz, dann wieder beängstigend lang. Da gerät leicht auch mal der Kreislauf ins Schwanken, und im Kopf dreht sich alles. Mit Entscheidungen tun Sie sich schwer, weil Sie sich nicht gerne festlegen: Sie sind auf der Suche nach dem goldenen Mittelweg.

Innere Ausgeglichenheit

Mit Scleranthus finden Sie immer wieder zu Ihren Wurzeln und damit zu Ihrer Basis zurück, so daß Sie sich von Ihrem Gefühl leiten lassen können. Je stabiler Sie in sich sind, desto flexibler können Sie auf äußere Einflüsse und auf innere Umstellungen wie Hormonschwankungen reagieren. Innerlich ausgeglichen, können Sie die Dinge von mehreren Seiten beleuchten, sorgfältig abwägen und schließlich zu einer Entscheidung kommen, hinter der Sie auch langfristig stehen können.

»Ich bin flexibel und stabil zugleich.«

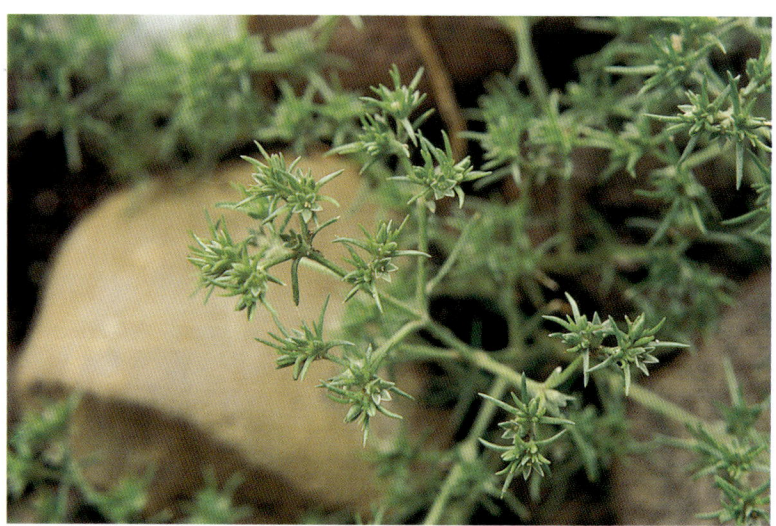

■ Wer braucht Scleranthus besonders?
Mädchen und Frauen mit starken Stimmungsschwankungen; in Entscheidungsphasen, zum Beispiel im Hinblick auf den Partner, einen Wohnsitz, die richtige Berufs- oder Studienwahl, eine neue Arbeitsstelle; Mädchen und Frauen, die zu Reisekrankheit neigen.

Blüten, die Sie noch in Betracht ziehen können

Weitere Blüten

● **Agrimony** (Seite 49) hilft Ihnen, sich so zu zeigen, wie Sie sich wirklich fühlen. Je ehrlicher Sie mit sich selbst sind, desto mehr sind es die anderen auch mit Ihnen.

● **Rosa Apfelrose** (Seite 42): Leiden Sie manchmal so sehr unter Menstruationsbeschwerden, daß Sie am liebsten gar nicht mehr in den Bauch atmen möchten, Ihren Unterleib gar nicht mehr spüren wollen? Dann hilft Ihnen die Rosa Apfelrose, die Verspannungen loszulassen und Wärme in Ihren Bauch fließen zu lassen.

● **Centaury** (Seite 35): Sich argumentativ gegen sehr von sich selbst überzeugte Eltern durchsetzen zu können ist nicht einfach, vor allem, wenn die Eltern mit Vehemenz ihre Sichtweise als die einzig richtige darstellen. Centaury macht Sie risikofreudig und gibt Ihnen das Selbstbewußtsein, Ihre Meinung zu vertreten.

● **Cerato** (Seite 44) hilft Ihnen, einen eigenen Standpunkt zu finden.

● **Chicory** (Seite 56) läßt Sie Ihr Nesthockerdasein aufgeben und gibt Ihnen Kraft, sich abzunabeln und Ihre eigenen Wege zu gehen.

Weitere Blüten

● **Crab Apple** (Seite 58) verhilft Ihnen bei Hautunreinheiten zu klarer, reiner Haut (Seite 87).

● **Gentian** (Seite 45) hilft Ihnen, während Prüfungsvorbereitungen und in Prüfungen zuversichtlich »am Ball zu bleiben«. Auch wenn Sie etwas nicht gleich beim ersten Mal verstehen, finden Sie die Energie, es über einen anderen Einstieg zu versuchen und nicht lockerzulassen, bis Sie den Stoff verstanden haben.

● **Hahnenfuß** (Seite 61) macht Sie unabhängig von der Bewertung anderer und läßt Sie Ihre eigentlichen Begabungen erkennen.

● Mit **Holly** (Seite 36) lernen Sie, berechtigte und unberechtigte Forderungen voneinander zu unterscheiden. Was Ihnen zusteht, können Sie Ihren Mitmenschen in angemessener Form mitteilen.

● **Honeysuckle** (Seite 73) hilft Ihnen, Heimweh zu überwinden und sich an Ihrer neuen Umgebung zu freuen.

● **Impatiens** (Seite 64) schenkt Ihnen Nachsicht und Verständnis für das langsamere Tempo anderer Menschen.

● Die **Königskerze** (Seite 50) läßt Sie akzeptieren, daß jeder in seiner Gruppe Aufgaben und Verantwortung übernehmen kann. Keine Art von Arbeit bricht Ihnen »einen Zacken aus der Krone«, im Gegenteil, Sie werden zur Königin in Ihrem Bereich.

● **Pine** (Seite 68) hilft Ihnen, sich Ihre tatsächlichen Bedürfnisse, zum Beispiel nach körperlicher Nähe und Sexualität, einzugestehen und sich bei Ihren Handlungen an Ihrem Gewissen zu orientieren.

● **Red Chestnut** (Seite 46): Vielleicht fühlen Sie sich im Familienverband eingeengt, aber das Alleinsein ertragen Sie ebenfalls schwer und leiden unter Heimweh. Red Chestnut schenkt Ihnen Seelenstärke und Freiheit, so daß Sie zwischen Nähe und Distanz wählen können.

● Die **Sonnenblume** (Seite 53) hilft Ihnen, Ihrem Vater mit Verständnis zu begegnen. Wenn Sie sich in Trotz und Auflehnung verrennen, schaden Sie mehr sich selbst, als daß Sie Ihre Ziele erreichen. Sie finden neue, selbstbewußte Möglichkeiten der Auseinandersetzung, so daß Sie ernst genommen werden.

● Mit **Vine** (Seite 39) werden Sie dadurch bei Ihren Freunden und Mitschülern beliebt, daß Sie die anderen gelten lassen und Ihre Vorschläge mit den Bedürfnissen Ihrer Mitmenschen in Einklang bringen.

Partnerschaft – vom Ich zum Wir

In der Phase der Verliebtheit sehnen wir uns alle nach einer Partnerschaft, in der wir mit dem anderen Menschen ganz eins sind,
völlig mit ihm verschmelzen. Im gemeinsamen Alltag schleichen
sich dann schnell andere Empfindungen ein wie Selbstsucht, Eifersucht, unterdrückter Ärger, so daß wir uns das Leben oft gegenseitig schwer machen oder sogar völlig vergiften.

Wege zur Partner- schaft Der Weg in eine tragfähige Partnerschaft ist geprägt von Offenheit
und Aufrichtigkeit, von wahrer Liebe und dem Respekt vor dem
anderen. Voraussetzung dafür ist, daß wir uns selbst so annehmen,
wie wir sind, und den anderen so lassen können, wie er ist. Mei-
nungsunterschiede gehören zum Alltag. Konstruktiv streiten und
sich versöhnen, nicht beleidigt und nachtragend sein und dem
anderen auch mal recht geben können ist die hohe Kunst der
Zweierbeziehung. Umgekehrt brauchen wir eine ungerechtfertigte
Kritik des Partners nicht anzunehmen, sondern sollten vielmehr
im gemeinsamen Gespräch klären, wo ihn wirklich »der Schuh
drückt«. Vielleicht stellt sich dann heraus, daß das, was er gerade
an Ihnen beanstandet, seine eigene Problemsituation am Arbeitsplatz oder im Freundeskreis widerspiegelt.

Die im folgenden vorgestellten Blüten sollen Ihnen helfen, Schwierigkeiten in Ihrer Partnerschaft zu erkennen und auszuräumen.
Jeder Partner kann einen eigenen Entwicklungsweg beschreiten,
wenn Sie sich gegenseitig achten und respektieren. Dadurch bleiben Sie beide füreinander interessant, Sie durchlaufen miteinander **Ein gemein-**
einen Prozeß, der Ihr Leben bereichert und lebendig hält. **samer**
Selbstachtung und Achtung für den Partner gehen Hand in Hand, **Prozeß**
so wie Khalil Gibran im »Prophet« über die Ehe sagt:

»...Gebet einander Eure Herzen, doch nicht in des anderen Verwahr.
Denn nur die Hand des Lebens vermag Eure Herzen zu fassen.
Und stehet beieinander, doch nicht zu nahe beieinander:
Denn die Säulen des Tempels stehen einzeln,
Und Eichbaum und Zypresse wachsen nicht im gegenseit'gen Schatten.«

Centaury – Tausendgüldenkraut

Sie sind ein sehr hilfsbereiter Mensch und schlagen Ihrem Partner ungern eine Bitte ab, auch wenn es Ihnen im Moment nicht in den Kram paßt. Wünschen Sie sich deshalb öfter, sich besser durchsetzen und damit Ihre Arbeit und Freizeit nach Ihrem Bedürfnis gestalten zu können? Vielleicht gibt es Situationen, in denen Sie sich geradezu überfahren fühlen, weil der Partner eine Entscheidung im Alleingang getroffen hat und Sie sich gezwungen fühlen, mitzuziehen? Wenn Sie sich dann über Ihre Gutmütigkeit ärgern, aber weiterhin die Faust in der Tasche ballen, kann es gut sein, daß Ihnen plötzlich Nacken, Hals oder Wirbelsäule in Form von Muskelschmerzen und Verspannungen Probleme bereiten. Manchmal ertappen Sie sich vielleicht bei dem Gedanken, ganz aus der Beziehung ausbrechen zu wollen, aber Sie kennen sich selbst gut genug, um zu wissen, daß es Ihnen mit anderen Menschen im allgemeinen genauso ergeht.

Die Blüte von Centaury stärkt Sie darin, sich von innen her aufzurichten, aus der oft schon körperlich sichtbaren Demutshaltung in die eigener Stärke und Freiheit hineinzuwachsen. Wahre Demut ist Mut! Wenn Sie sich nicht länger hinter dem starken Rücken Ihres Partners oder anderer Menschen und deren Entscheidungen ver-

Selbstachtung

»Wir meistern die Aufgaben in unserer Partnerschaft gemeinsam und gleichwertig.«

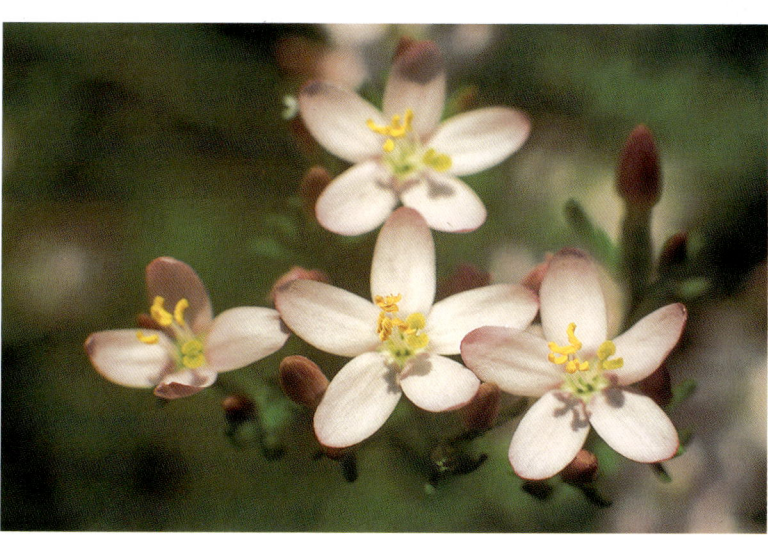

stecken, sondern den Mut haben, »Farbe zu bekennen«, werden Sie risikofreudiger. Sie können durchaus auch mal Nein sagen und sich abgrenzen! Ja, als Reaktion auf das selbstbewußte Verhalten bringen Ihnen Ihr Partner und andere Menschen die Achtung entgegen, nach der Sie sich schon immer gesehnt haben! Wenn Sie zunehmend Ihren eigenen Standpunkt entwickeln und Ihrem Partner und den Mitmenschen gegenüber klar Position beziehen, machen Sie sich frei von der Suche nach Zuwendung und wachsen in die Eigenverantwortlichkeit hinein. Als ebenbürtige Partnerin tragen Sie Ihren Teil zur Gestaltung des gemeinsamen Lebens bei.

■ Wer braucht Centaury besonders?
Töchter starker Mütter; Frauen dominanter Ehemänner; Frauen in finanziell schlecht oder nicht bezahlten Positionen, zum Beispiel Sozialarbeiterinnen, Hausfrauen; in einer Hierarchie (zum Beispiel Verwaltungshierarchie) beschäftigte Frauen.

Holly – Stechpalme

Seelische Freiheit – seelische Verbundenheit

Haben Sie manchmal das Gefühl, Sie könnten Ihrem Partner nicht mehr so viel Liebe entgegenbringen wie zu anderen Zeiten? Vielleicht haben sich die Fronten sogar so verhärtet, daß Sie keinen rechten Weg mehr zueinander finden? Wenn Sie sich nicht mehr austauschen und aufeinander eingehen, kann es gut sein, daß jeder sich vom anderen zu Unrecht kritisiert, mißverstanden und verkannt fühlt und sich immer mehr in sein Schneckenhaus zurückzieht. Es kostet Sie zunehmend Anstrengung, Ihrem Anspruch nach Sanftmut und Friedfertigkeit gerecht zu werden, weil sich nach und nach Aggressionen, ohnmächtige Wut oder Eifersucht aufgestaut haben. Aber ob Sie nörgeln oder lautstark streiten, stumm grollen oder überraschend aufbrausen – es führt nicht zu dem, was Sie sich sehnlichst wünschen: eine friedliche, harmonische Beziehung, in der Sie sich sicher und geborgen fühlen. Wenn dann der Blutdruck steigt, sich Ihre Gallenblase mit Krämpfen bemerkbar macht oder anderere Organe in Ihrem Inneren mit Entzündung und Kolik reagieren, ist es Zeit, loszulassen und innere Weite und Raum zu gewinnen.
Holly hilft Ihnen, den Stellungskrieg zu beenden und ein reinigendes Gewitter zu riskieren. Wenn Sie Ihre Gefühle offen äußern, die

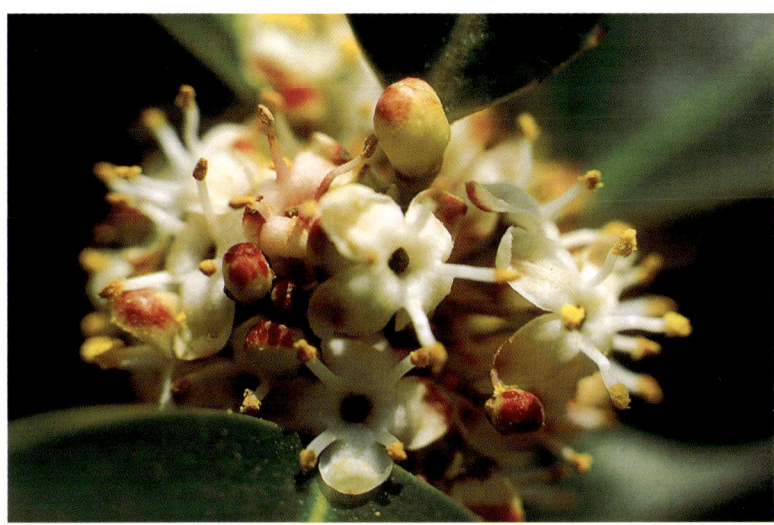

zuletzt die Atmosphäre vergiftet haben, können Sie Ihren Partner und Ihre Beziehung mit neuen Augen sehen. Holly schenkt Ihnen so viel innere Stärke und seelische Ausgeglichenheit, daß Sie aus gesunder Distanz heraus fühlen, wieviel Liebe im Grunde für den anderen da ist. Sie können miteinander Frieden schließen und Ihre Beziehung auf einem neuen Niveau fortsetzen, das geprägt ist von Klarheit, gegenseitiger Akzeptanz, Freude und Liebe.

»Ich schließe Frieden mit mir selbst und meiner Umgebung.«

■ Wer braucht Holly besonders?
Frauen, die ihre Konflikte zivilisiert und offen austragen wollen (im Idealfall alle Beteiligten; bei entsprechender Bereitschaft ist es hilfreich, wenn auch der Partner diese Essenz einnimmt); Frauen, die sich aufgrund hoher Ideale oder religiöser Bindungen keine Aggressionen erlauben.

Tränendes Herz

Liebe in Freiheit

Fühlen Sie sich einem Menschen so eng verbunden, daß Sie sich ein Leben ohne ihn gar nicht vorstellen können? Wenn Sie diesen Menschen durch Trennung oder Tod plötzlich verlieren, trifft Sie das wie ein Keulenschlag. In der ersten »Betäubung« wollen Sie vielleicht die neue Realität nicht wahrhaben, aber irgendwann müssen

»Ich lasse anderen Menschen ihre Freiheit.«

Sie sich ihr stellen, das heißt Abschied nehmen. Das kann Ihnen richtiggehend Herzschmerzen oder »Herzeleid« bereiten. Wenn Sie jetzt beim Lesen oder beim Anschauen des Fotos Ihr Herz spüren, Ihnen vielleicht die Tränen kommen, ist das gut so: Festgehaltene Tränen führen dazu, daß Sie sich »versteinert« fühlen und sich damit gegen jede Empfindung abschotten. Und ehe Ihr Herz vor Leid bricht, ist es besser, Sie öffnen es einfach und lassen Ihren Gefühlen freien Lauf.

Das Tränende Herz unterstützt Sie, durch Ihre Trauer hindurchzugehen. »Trauerarbeit« ist notwendig und heilsam, weil sie Sie befreit und Ihr Herz wieder öffnet. Das neue, weite Gefühl, das Sie in Ihrer Brust spüren können, zeigt Ihnen, wieviel Raum Sie durch das Loslassen gewonnen haben. Vielleicht beginnen Sie jetzt zu verstehen, daß Sie Ihren Partner mit ihrer Liebe eingeengt haben, bis er schließlich aus der Umklammerung fliehen mußte, um sich selbst wieder als freien Menschen zu erleben. Dann schenkt Ihnen das Tränende Herz die seelische Kraft und Offenheit, ihm von ganzem Herzen eine gute Reise zu wünschen! Wenn Sie den Besitzanspruch an Ihren Partner aufgeben, lassen Sie ihm die Freiheit, zu Ihnen zurückzukehren, wenn er will. So oder so werden Sie beide frei, können neue Kontakte knüpfen und Ihr Leben unabhängig voneinander gestalten. Das Tränende Herz hilft Ihnen, auch in

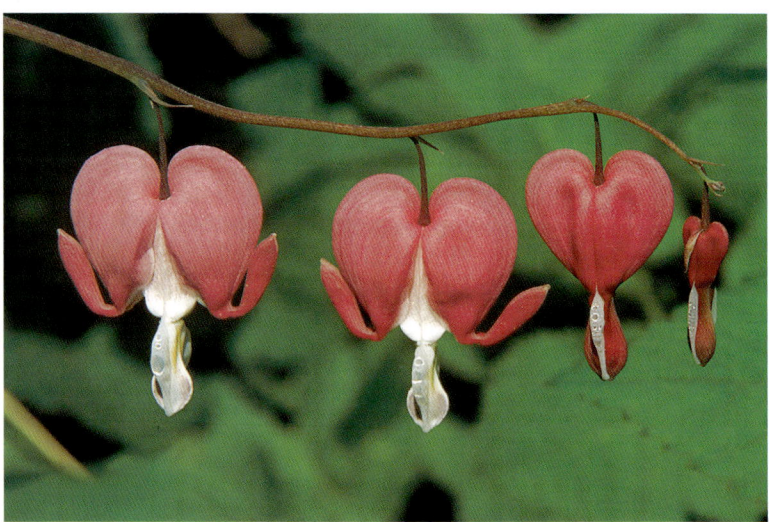

einer neuen Beziehung dem Menschen, den Sie lieben, soviel Freiraum zu gönnen, daß Sie beide eine eigenständige Entwicklung verfolgen können. Es schenkt Ihnen die Fähigkeit, ohne Bedingungen allumfassende Liebe zu leben.

■ Wer braucht Tränendes Herz besonders?
Frauen, die einem anderen Menschen schmerzlich eng verbunden sind; nach Trennung und Scheidung; nach dem Verlust eines geliebten Menschen; Frauen mit funktionellen und organischen Herzbeschwerden.

Vine – Weinrebe

Kennen Sie die Geschichte des Pyrrhus-Sieges? König Pyrrhus gewann zwar einst eine große Schlacht, erlitt dabei aber so große Verluste, daß er sich seines Sieges nicht freuen und die angestrebte Herrschaft nicht ausüben konnte. Geht es Ihnen manchmal so mit Ihrem Partner, daß Sie sehr für etwas kämpfen, aber sich nachher, wenn Sie es erreicht haben, nicht recht daran freuen können, weil die Stimmung zerstört ist? Das kann ein gemeinsamer Urlaub, eine Wochenendunternehmung oder die Anschaffung eines Möbelstücks sein, das kann eine Auseinandersetzung über politische oder weltanschauliche Fragen sein, woran sich der Kampf entzündet. Je mehr Sie auf der Richtigkeit Ihrer Ansichten beharren, desto mehr geht Ihr Partner in den Widerstand, bis Sie schließlich ein regelrechtes Tauziehen veranstalten. Manchmal verselbständigt sich die Auseinandersetzung, bis zuletzt keiner mehr weiß, was eigentlich der Anlaß war. Spätestens wenn Ihre Wirbel blockieren, so daß Sie den Hals nicht mehr drehen können oder völlig steif sind im Kreuz, sollten Sie nach erfolgreicheren Wegen suchen, Ihre Meinung zu vertreten.
Vine hilft Ihnen, loszulassen und Ihre Wünsche und Absichten gelassener und distanzierter zu betrachten. Was ist dabei, wenn Sie Ihrem Partner einfach mal recht geben? Schließlich hat er als eigenständige Persönlichkeit ein Recht darauf, Dinge aus einer anderen Warte zu sehen und anders zu empfinden als Sie! Wenn Ihr Partner sich von Ihnen akzeptiert und verstanden fühlt, fällt es ihm seinerseits leichter, auf Ihre Bedürfnisse einzugehen und zu erkennen, wo Sie im Recht sind. Vine macht Sie einfühlsam und

Sanfte Stärke

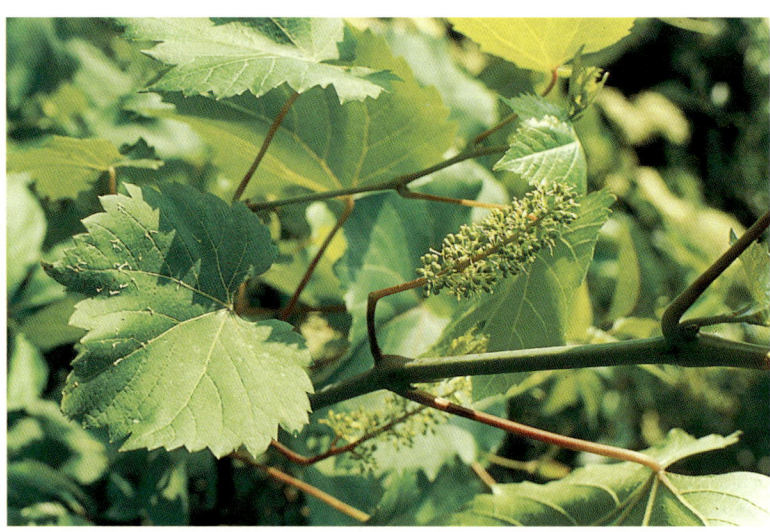

»Einfühlsam
und mit
Respekt vor
dem anderen
setze ich
mich für
meine An-
sichten und
Ziele ein.«

beweglich und schenkt Ihnen damit weibliche Stärke. Aus dem Respekt, den Sie anderen in ihrem Sosein entgegenbringen, erwächst Ihnen die Fähigkeit, über den Dingen zu stehen und damit eine selbstverständliche Führungsposition einnehmen zu können.

◼ Wer braucht Vine besonders?
Frauen, die gerne den Ton angeben; Frauen, die öfters einen steifen Hals oder Rückenschmerzen mit völliger Steifheit des Rückens bekommen, weil die entsprechenden Wirbel blockiert sind; Frauen mit Neigung zu Arterienverkalkung und daraus folgender Durchblutungsstörung.

Blüten, die Sie noch in Betracht ziehen können

Weitere
Blüten

● **Agrimony** (Seite 49) hilft Ihnen, ehrlich mit sich selbst und Ihrem Partner zu sein und sich konstruktiv auseinanderzusetzen.
● Die **Rosa Apfelrose** (Seite 42) erhöht Ihre Fähigkeit, den Austausch mit dem Partner zu genießen und gemeinsam in Harmonie zu schwingen.
● **Beech** (Seite 27) tut Ihnen gut, wenn Ihnen ständig etwas an Ihrem Partner mißfällt, auch wenn es nur Kleinigkeiten sind. Beech hilft Ihnen, Ihren Partner so anzunehmen, wie er ist.

● **Chicory** (Seite 56) hilft Ihnen, eine Form der Partnerschaft zu finden, bei der Geben und Empfangen ausgewogen sind.

● Mit **Crab Apple** (Seite 58) überwinden Sie Ekelgefühle und die Angst vor einer sexuellen Begegnung. Wenn Sie sich nach einem Sexualkontakt regelrecht beschmutzt und unrein fühlen, trägt die innere und äußere Anwendung (zum Beispiel im Badewasser) dazu bei, dieses Gefühl loszulassen. Auf seelischer Ebene hilft Crab Apple, Ihre Beziehung zu dem betreffenden Menschen zu klären.

● Mit **Honeysuckle** (Seite 73) schaffen Sie es besser, eine beendete Beziehung loszulassen und sich neuen Möglichkeiten zuzuwenden.

● **Hibiskus** (Seite 72) unterstützt Sie darin, in Ihrer sexuellen Begegnung Zärtlichkeit, Erotik und Sinnlichkeit gleichermaßen mit Ihrem Partner teilen zu können.

● **Larch** (Seite 28) hilft Ihnen, Ihre Beziehung neu und gleichwertig zu gestalten: Sich selbst schüchtern zurückzuhalten und klein und unfähig zu fühlen erweist sich auf die Dauer als unbefriedigend und einseitig für Sie beide. Wenn Sie die Selbstsicherheit und den Halt nicht beim Partner suchen, sondern Ihre eigene Stärke und Ihre tatsächlichen Begabungen entdecken, können Sie zu einer spannenden, ausgewogenen Partnerschaft gelangen.

● Mit **Red Chestnut** (Seite 46) können Sie die Sorge um den abwesenden Partner loslassen und ihn mit guten Gedanken in seinem Tagesablauf begleiten.

● **Rock Water** (Seite 52) hilft Ihnen, Ihrem Partner nachgiebig und stark zugleich zu begegnen.

● **Scleranthus** (Seite 31) brauchen Sie, wenn Sie schon lange mit der Frage umgehen, ob Sie die bestehende Beziehung fortsetzen wollen oder nicht, oder ob Sie bereit sind zu einem gemeinsamen Wohnsitz. Jahrelanges zermürbendes Tauziehen kann krank machen. Mit Scleranthus setzen Sie diesem Spiel ein Ende und treffen eine Entscheidung, die für beide richtig ist.

● Die **Sonnenblume** (Seite 53) lehrt Sie, daß es sinnlos ist, den Konflikt, den Sie mit Ihrem Vater hatten oder haben, auch auf Ihren Partner zu übertragen. Wenn Sie eine gleichberechtigte Partnerschaft wollen, müssen Sie die Rolle des trotzigen Kindes ablegen und Ihre Wünsche sachlich und klar zum Ausdruck bringen.

Weitere Blüten

Mutter werden – Mutter sein

Mutter zu werden ist eine der größten Herausforderungen im Leben als Frau, denn wir lassen uns auf einen unbekannten Weg ein, der unser ganzes Dasein schlagartig komplett verändert. Vieles, das unser Leben bisher bestimmt hat – Wissen, berufliches Können, rationales Denken, Durchsetzungskraft – tritt vorübergehend in den Hintergrund zugunsten von Instinktsicherheit, dem Hören auf die eigenen Gefühle, der Hingabe an einen anderen Menschen. Es erfordert Urvertrauen und Hingabe an das Schicksal, das Wachstum eines neuen Menschen in sich zulassen zu können, einfach nur Nährboden zu sein für etwas gänzlich Neues und Einmaliges.

Vieles verändert sich

Wir stellen Ihnen im folgenden Blüten vor, die gerade in dieser Zeit eine optimistische Grundhaltung fördern und Sie auch bei zunehmender Körperfülle die Schönheit Ihres mütterlichen Körpers fühlen lassen.

Das Leben mit dem Neugeborenen erfordert ungeheure Kraftreserven und gute Nerven. Mehrere Blüten helfen Ihnen, sich an Ihre vorhandenen Kraftquellen anzuschließen und gelassen und mit Gottvertrauen das neue gemeinsame Leben zu genießen.

Es gibt jedoch auch andere Schwangerschafts- und Geburtsprozesse außer dem biologischen: Wenn Sie eine Zulassungs- oder Examensarbeit schreiben, sich mit dem Gedanken tragen, einen eigenen Betrieb zu eröffnen, oder wenn Sie ein kreatives Werk im künstlerischen Bereich gestalten, sind Sie innerlich unter Umständen recht lange mit dem Projekt beschäftigt, gehen sozusagen schwanger mit ihm, bis es schließlich in kürzester Zeit »das Licht der Welt« erblickt und an die Öffentlichkeit kommt. Vielleicht gelingt es Ihnen, beim Durchlesen der folgenden Blüten die eine oder andere auf diese Situation zu übertragen.

Rosa Apfelrose »Sarah von Fleet«

Fühlen Sie sich mit fortschreitender Schwangerschaft unwohl in Ihrem Körper, weil er Ihnen plump, unbeweglich und unförmig erscheint? Verleiden Ihnen Kreuzschmerzen die Schwangerschaft? Dabei haben Sie sich auf diese Zeit gefreut und nehmen sehr intensiv Anteil an dem wachsenden Leben in sich. Vielleicht wünschen Sie sich, Ihrem Kind den Schutz und die Geborgenheit geben zu

Weibliche Wärme und Geborgenheit

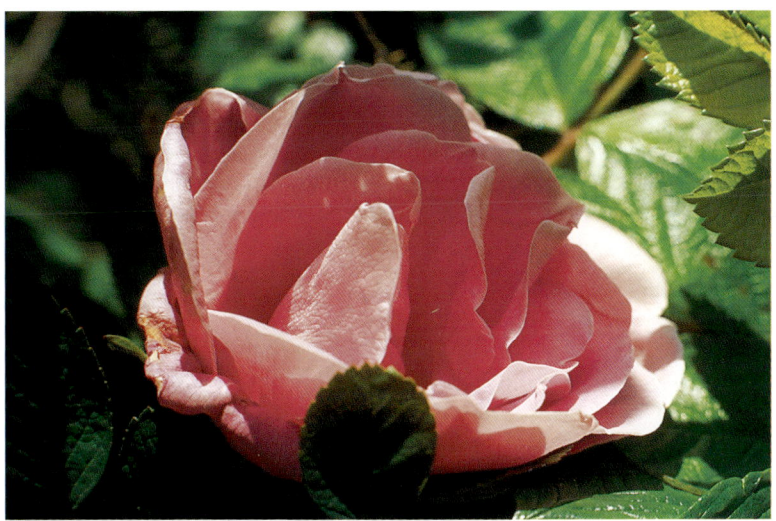

können, die Sie selbst im Moment benötigen, so dünnhäutig und empfindsam wie Sie gerade sind. Der Gedanke an die Zukunft macht Ihnen manchmal das Herz schwer.

Die Rosa Apfelrose löst und befreit Ihren Becken- und Bauchraum. Egal, wie dick der Bauch schon ist, Sie können ihn leicht und freudig schaukeln, Ihr Becken schwingen lassen; vielleicht bekommen Sie sogar Lust, sich im Bauchtanz zu üben! Mit Hilfe der Rosa Apfelrose können Sie die innere Weite, die lebendige Wärme in sich entspannt genießen. Die Apfelrose hüllt Sie so wohlig ein, daß Sie sich wie eine kleine Elfe inmitten der Rosenknospe geborgen fühlen. Diesen Schutz genießt auch Ihr werdendes Kind und freut sich mit Ihnen. Mit Liebe im Herzen können Sie Kontakt mit dem Ungeborenen aufnehmen und es zu gegebener Zeit freudig begrüßen.

»Dem werdenden Leben in mir gebe ich gerne Geborgenheit und genieße meinen weiblichen Körper.«

■ Wer braucht die Rosa Apfelrose besonders?
Werdende Mütter; Frauen, die als Kind Schutz und Geborgenheit vermißt haben; Frauen, die Leichtigkeit und Freude in ihr Leben bringen wollen; Frauen, die zu Schmerzen im unteren Bereich des Rückens neigen (Lendenwirbelsäule und Kreuzbein), weil das Kreuz-/Darmbeingelenk auf einer Seite unbeweglich ist.

Cerato – Bleiwurz

Intuition Schieben Sie gern eine Entscheidung auf die lange Bank, weil Sie sich noch nicht im Besitz aller notwendigen Information sehen und Ihnen die Tragweite mancher Entscheidungen Sorgen macht? Sehnen Sie sich manchmal nach einem verläßlichen Rat, nach jemandem, der es aufgrund seines Wissens und seiner Kompetenz genau wissen müßte und Ihnen deshalb eine notwendige Entscheidung abnehmen könnte? Gerade während der Schwangerschaft sehen Sie sich ständig vor Fragen gestellt, zu denen Sie zwar fachmännischen Rat einholen können, für die Sie letztlich aber doch selbst die Antwort finden müssen. So liegt die Entscheidung bei Ihnen, ob Sie eine Fruchtwasseruntersuchung durchführen lassen, welche Geburtsvorbereitung Ihnen sinnvoll erscheint und welche Hebamme oder Klinik für Sie am geeignetsten ist. Auch in der Neugeborenenphase kann zwar die Lektüre einschlägiger Eltern-Kind-Ratgeber eine Hilfe sein, aber im richtigen Moment für Ihr Kind das Richtige tun heißt spontan »aus dem Bauch heraus« handeln.

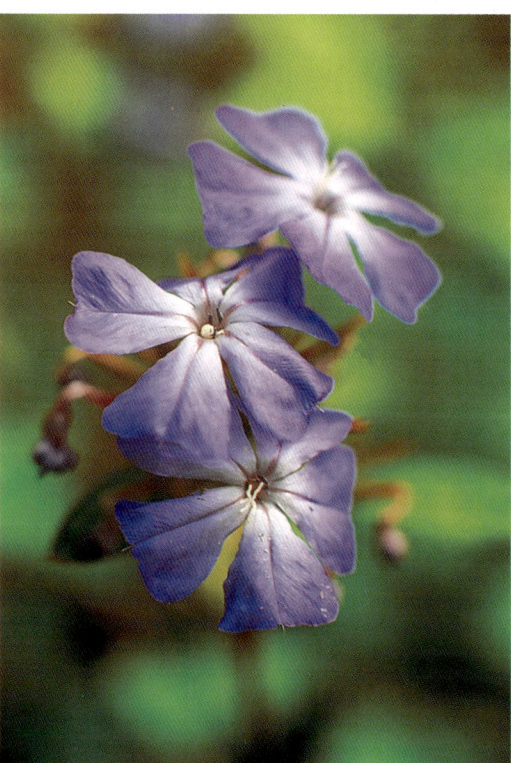

Cerato verbindet Sie mit Ihren Wurzeln, stellt Sie im wahrsten Sinne des Wortes vom Kopf auf die Füße und hilft Ihnen damit, einen eigenen Standpunkt zu finden. Wenn Sie sich öffnen für die Kraft aus der Erde und das Licht und die Klarheit von oben, können Sie befreit durchatmen und die Stabilität Ihres Körpers spüren. Der Halt, den Ihnen Cerato schenkt, macht Sie unabhängig von gängigen Meinungen und Zeitströmungen und läßt Sie sich besser in der Fülle der Informationen zurechtfinden. Sie können Ihrer

Intuition folgen und zu einer fundierten eigenen Meinung finden. Damit machen Sie sich frei von anderen Menschen, Sie vertrauen auf die Richtigkeit Ihrer Entscheidungen und entwickeln Kreativität bei der Gestaltung Ihres Lebens.

»Ich entscheide wohlüberlegt und intuitiv zugleich.«

■ Wer braucht Cerato besonders?
Frauen in Entscheidungsphasen und Entscheidungspositionen; Frauen, die buchstäblich auf zu schwachen Füßen stehen (kein Halt im Sprunggelenk, häufige Bänderzerrungen).

Gentian – violetter Herbstenzian

Gewißheit – Zuversicht

Manchmal kann das Leben schon hart sein: Gerade, wenn Sie das Gefühl haben, über den Berg zu sein, kommt das nächste Problem, und die Schwierigkeiten gehen von neuem los! So sehr Sie sich auch anstrengen, es scheint dennoch bergab zu gehen. Da ist es nur allzu verständlich, daß Sie allmählich am Sinn Ihrer Bemühungen zweifeln und irgendwann entmutigt aufgeben. Die Angst vor einem erneuten Mißerfolg läßt Sie an Neues eher mit gewisser Skepsis und Vorsicht herangehen, denn: »Gebranntes Kind scheut das Feuer«. Vielleicht befürchten Sie öfter im ersten Moment, daß etwas nicht zu schaffen ist, aber wenn Sie dann dran bleiben, klappt es sogar ganz gut! Vielleicht nehmen Sie sich häufig einfach zu viel vor, so daß manche angefangene Arbeit halbfertig liegenbleibt, weil Ihnen die Kraft zum Durchhalten fehlte.
Eine Schwangerschaft stellt Sie vor eine besondere Herausforderung: Es ist kein Ausstieg möglich, neunmonatiges Durchhalten ist angesagt! Vor allem nach einer Fehlgeburt oder einer schwierigen vorangegangenen Schwangerschaft und Geburt stiehlt sich verständlicherweise leicht die Besorgnis ein, es könnte wieder so werden. Ihre Skepsis führt Sie vielleicht zum »falschen« Arzt, in die »falsche« Klinik, und so sehen Sie sich in Ihren Befürchtungen bestätigt. Möglicherweise stellen Komplikationen oder ein nicht enden wollender Infekt Ihre Durchhaltekraft auf die Probe. Gentian, die Blume, die den ganzen Sommer über warten muß und erst kurz vor dem Winter aufblühen darf, schenkt Ihnen die Hoffnung auf Gelingen und die Energie, Rückschläge und schwierige Phasen im Leben durchzustehen. So wie Gentian die Gewißheit hat, daß er ungeachtet der Unbilden der Witterung zum Blühen

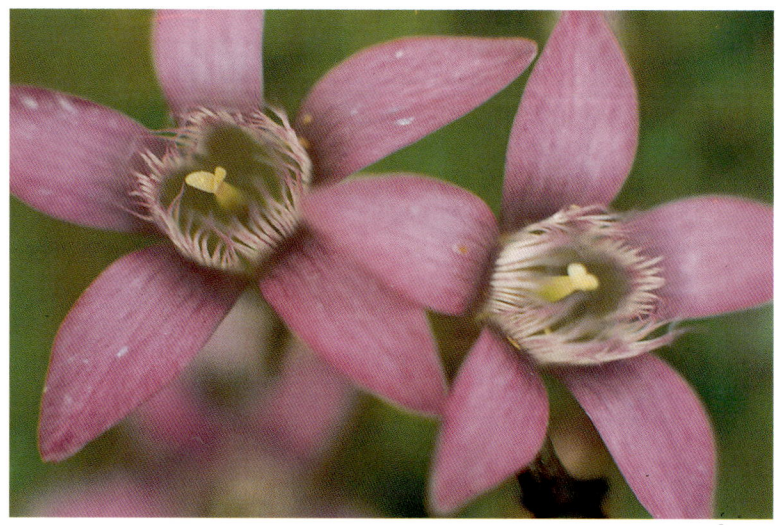

kommt, weckt er in Ihnen das Gottvertrauen, daß sich die Dinge richtig fügen, auch wenn sich Ihnen ihr Sinn nicht sofort erschließt. Er hilft Ihnen, sich zu öffnen für das Gute, Schöne und Unterstützende, das sich – bisher vielleicht von Ihnen unbemerkt – in Ihrer nächsten Nähe findet. Wenn Sie sich dem Licht öffnen, wie der Herbstenzian es tut, können Sie selbst zum Licht- und Hoffnungsträger für Menschen in Bedrängnis werden, weil Sie aus Ihrer persönlichen Betroffenheit heraus am besten wissen, welche Worte und Taten anderen Zuversicht und neuen Lebenssinn geben.

■ Wer braucht Gentian besonders?
Frauen vor und in besonderen Belastungssituationen (Prüfung, während der Geburt, chronische berufliche und häusliche Probleme); bei schubweise verlaufenden Erkrankungen; Frauen, die zu Zweifeln und Pessimismus neigen.

Red Chestnut – Rote Kastanie

Sie fühlen sich Ihrem Partner, Ihren Kindern, Eltern, Geschwistern oder Freunden eng verbunden und nehmen starken Anteil an deren Leben. Vielleicht machen Sie sich häufig Gedanken darüber, ob mit ihnen auch wirklich alles in Ordnung ist, sei es Ihr Säugling, der im

Seelische
Ruhe und
Gelassenheit

Kinderzimmer schläft, sei es Ihr Mann, der beruflich gerade länger
unterwegs ist, seien es Ihre Eltern, die zunehmend hilfsbedürftig
werden. Es ist schön und eigentlich selbstverständlich, daß Sie sich
um die geliebten Menschen Sorgen machen, die gerade nicht in
Ihrer Nähe sind. Aber glauben Sie, daß Ihr Sorgen den anderen
nützt?
Die Rote Kastanie lehrt Sie, Ihre Liebe auf heilsame Weise auszudrücken. Sie schenkt Ihnen innere Ruhe, Nervenkraft und Gottvertrauen, so daß Sie Ihren Angehörigen zunehmend ein wertvoller
seelischer Beistand werden. In dem Vertrauen, daß sich die Dinge
zum Wohl aller Betroffenen ereignen, können Sie alle Ihnen nahe-
stehenden oder Ihnen anvertrauten Menschen mit guten Gedanken und Gefühlen begleiten, egal, wie weit entfernt sie sich aufhalten. Vielleicht entwickeln Sie mit Hilfe der Roten Kastanie sogar
eine neue Art der Kommunikation über Ihr Gefühl, Ihre Wahrneh-
mung aus der Ferne und machen damit die Erfahrung, daß eine
räumliche Trennung nur in unserem Kopf, in den Gedanken, aber
nicht in unserem Herzen vorhanden ist. Sie lernen zunehmend,
Distanz auszuhalten und dennoch unbelastet, entspannt und freudig an den entfernten Menschen zu denken.
Der Raum, den Sie dadurch gewinnen, bedeutet für Sie einen
Zuwachs an eigenem Freiraum. Mit Hilfe der Roten Kastanie fällt

»Meine
innere Ruhe
und mein
Gottvertrauen
in das
Schicksal
sind der
beste Schutz
für alle mir
nahestehen-
den Men-
schen.«

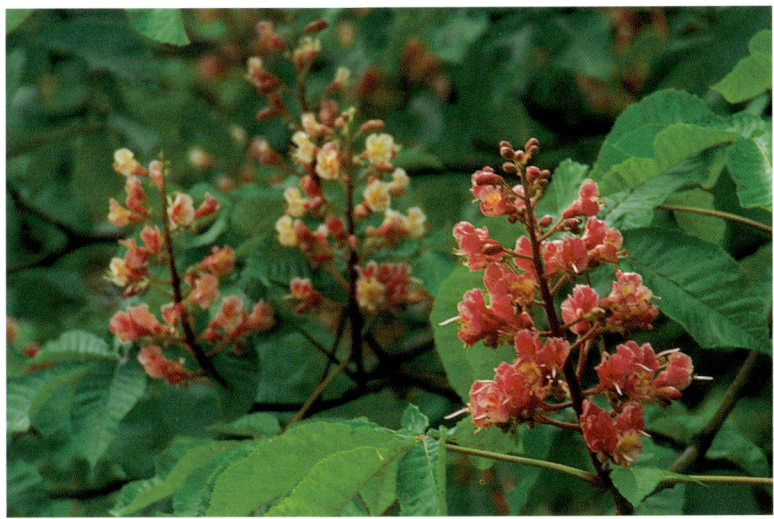

es Ihnen leichter, sich für sich selbst die Zeit und Ruhe zu nehmen, die Sie brauchen, um ausgeglichen und in innerer Harmonie zu sein. Ihre wachsende Seelenstärke und Herzenswärme läßt Sie in Ihrem Heim und in Ihrer gesamten Umgebung eine offene, vertrauensvolle Atmosphäre schaffen, in der alle sich geborgen wissen.

■ Wer braucht Red Chestnut besonders?
Junge Mütter; Frauen, die die Abreise, die Abwesenheit oder den Tod eines geliebten Menschen schwer ertragen; Frauen, die durch die Pflege eines kranken Kindes oder anderer hilfsbedürftiger Menschen sehr gefordert sind.

Blüten, die Sie noch in Betracht ziehen können

Weitere Blüten

● Mit **Agrimony** (Seite 49) fällt es Ihnen leichter, Befürchtungen und Ängste in bezug auf Ihre Schwangerschaft und das ungeborene Kind zu äußern. Krämpfe und Spannungen können sich lösen.

● **Centaury** (Seite 35) lehrt Sie, Grenzen zu setzen und die Bedürfnisse Ihres Kindes mit Ihren eigenen in Einklang zu bringen.

● **Chicory** (Seite 56) unterstützt Sie bei Milchstau oder anderen Stillproblemen, Ihre Milch frei fließen zu lassen. Mit Chicory wissen Sie, wann es für Sie und das Kind Zeit zum Abstillen ist.

● Mit **Hahnenfuß** (Seite 61) werden Sie sich Ihrer Wichtigkeit und Bedeutung bewußt und genießen die Schwangerschaft.

● **Holly** (Seite 36): Bei jungen Eltern dreht sich oft alles nur noch um den Nachwuchs, und die Paarbeziehung kommt zu kurz. Holly hilft Ihnen, Ihre gegenseitigen Wünsche klar auszudrücken und die neue Situation liebevoll anzunehmen.

● **Impatiens** (Seite 64) gibt Ihnen die Geduld, dem Ende der Schwangerschaft gelassen entgegenzusehen. Vorzeitige Wehen können sich beruhigen.

● **Larch** (Seite 28) hilft Ihnen nach einer Fehlgeburt, sich trotzdem als Frau vollwertig zu fühlen.

● **Olive** (Seite 67) schenkt Ihnen die Kraft, die Strapazen der Geburt und der ersten Zeit mit dem Säugling gut zu überstehen und sich zu jeder Tages- oder Nachtzeit die nötige Erholung zu gönnen.

Die Frau im Beruf

Die Mehrzahl der berufstätigen Frauen arbeitet täglich zusammen mit anderen Menschen in einem Team. Neben Menschen, die uns gleichgestellt sind, gibt es Vorgesetzte oder andere, denen wir selbst Weisungen erteilen. Gefragt sind rationaler Sachverstand, zuverlässige Arbeit, Organisationstalent, im Umgang mit Kunden wird Freundlichkeit und Höflichkeit von Ihnen erwartet. Gefühle zu zeigen ist oft nicht einfach und muß innerhalb der Hierarchie sorgfältig abgewogen werden. Unsere Arbeit wird ständig von anderen kritisch bewertet. Können Sie Lob annehmen und Tadel einstecken? Sind Sie sich Ihres eigenen Wertes bewußt?

Im Team mit anderen

Die im folgenden vorgestellten Blüten erleichtern Ihnen, sich in ein Team einzufügen, indem Sie sich selbst und Ihre Fähigkeiten und Möglichkeiten klar einschätzen lernen. Die Blüten unterstützen Sie darin, Sie selbst zu sein und erleichtern Ihnen damit einen offenen Umgang mit Mitarbeitern und Kunden. Trotz aller Perfektion und der Entwicklung traditionell männlicher Stärken und Charakterzüge können Sie weibliche Eigenschaften wie Einfühlungsvermögen und Wärme zum Wohle aller einsetzen.

Menstruationsbeschwerden oder das prämenstruelle Syndrom mit Kopfschmerzen, Stimmungstiefs und Reizbarkeit sind häufig der Ausdruck dafür, daß die weibliche Seite nicht gelebt wird. Mehrere Blüten können Sie darin unterstützen, diese Seite in sich zu stärken.

Agrimony – Odermennig

Ehrlichkeit – innere Wahrheit

Ist es Ihnen manchmal unangenehm, den nackten Tatsachen ins Auge zu blicken? Fällt es Ihnen schwer, jemandem die Stirn zu bieten, sich mit Menschen auseinanderzusetzen, die anderer Meinung sind als Sie? Dann machen Sie wohl gute Miene zum bösen Spiel und nehmen einige Anstrengung auf sich, um der Welt eine lächelnde »Fassade« zu bieten, während Sie sich innerlich in Aufruhr befinden. Oft sieht der Zahnarzt Ihre Verkrampfung am deutlichsten, weil Sie sich beim nächtlichen Zähneknirschen Zahnschäden zuziehen, oder Sie sind Dauergast beim Masseur wegen chronischer Muskelverspannungen, vor allem im Nacken- und Schulterbereich. Da Sie nicht so schnell aufgeben, sind Menstruationsbeschwerden, Kopfschmerzen oder eine Sehnenscheidenentzün-

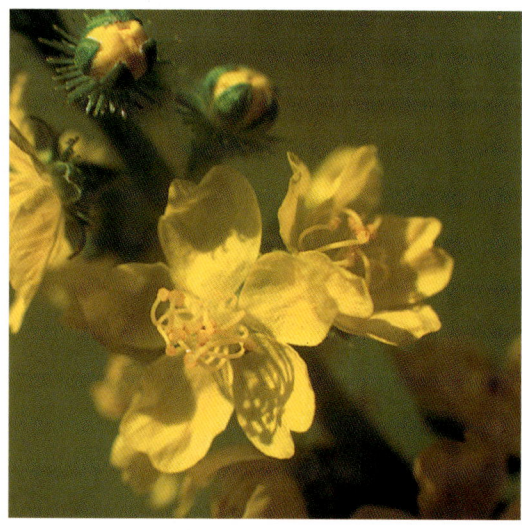

dung manchmal »notwendig«, um Sie zu vorübergehender Ruhe und Entspannung zu zwingen.

Lassen Sie den Kummer, die Ängste und Sorgen los, von denen Sie meinen, sie verbergen zu müssen! Agrimony schenkt Ihnen die innere Stärke, zu Ihren wahren Gefühlen zu stehen und sie zu äußern. Selbst im Umgang mit Kunden, zum Beispiel im Verkauf oder als Reisebegleiterin, müssen Sie nicht unablässig lächeln und sich krampfhaft um gute Laune bemühen. Allzulange läßt sich Ihre Umwelt ohnehin nicht von aufgesetzter Freundlichkeit und mühsam bewahrter Haltung täuschen! Mit Agrimony kommen Sie wieder in Kontakt mit Ihrer inneren Wahrheit und können ausdrücken, was Sie wirklich bewegt. Dadurch machen Sie die Erfahrung, daß Sie viel besser »ankommen«, wenn Sie echt, also Sie selbst sind. Sie finden eine tiefere Gesprächsebene mit anderen Menschen und werden ernst genommen. Sie können loslassen und finden Ihr echtes inneres Lächeln wieder.

»Ich setze mich offen und konstruktiv mit Problemen auseinander.«

◼ Wer braucht Agrimony besonders?
Frauen, die eine chronische Konfliktsituation lösen wollen; Frauen, die zu Verspannungen aller Art neigen; Frauen, die nachts mit den Zähnen knirschen; Frauen in Dienstleistungsberufen, im Umgang mit Kunden.

Königskerze

Befürchten Sie manchmal, den Überblick zu verlieren, weil sehr viele unterschiedliche Aufgaben auf Sie einstürmen? Dabei übernehmen Sie im allgemeinen gern die Verantwortung, allerdings ist dies oft mit mehr Arbeit und Anstrengung verbunden, als Ihnen auf Dauer gut tut. Vielleicht ärgern Sie sich insgeheim über die

Überblick – königliche Haltung

anderen, die pünktlich Feierabend machen, sich Freizeit gönnen und Sie so selbstverständlich alleine weiterarbeiten lassen. Die Anerkennung, die Sie für Ihren Einsatz erhalten, vielleicht sogar gewisse Privilegien, die Sie genießen, machen es nicht wett, vor allem, weil sich vielleicht allmählich der Rücken schmerzhaft bemerkbar macht oder Kopfschmerzen, vor allem am Wochenende, Sie zur Ruhe zwingen.

Die Königskerze hilft Ihnen, zu königlicher Würde und Souveränität zu finden. Ihr Rücken kann aus seiner Krümmung und Anspannung heraus eine wahrhaft königliche Haltung annehmen, Sie halten sich von alleine, ohne zusätzliche Anstrengung aufrecht. Als Königin steht es Ihnen zu, mit liebevoller Strenge die Beschäftigung anderer zu koordinieren und zu kontrollieren; kein Mensch erwartet von Ihnen, daß Sie alles selbst tun! Um den nötigen Überblick zu behalten, dürfen Sie sich nicht zu sehr in Details ver-

»Ich erkenne die Königin in mir.«

wickeln oder sich in der ständigen Auseinandersetzung mit Vorgaben Ihrer Vorgesetzten verschleißen! Dafür stärkt Ihnen die Königskerze den Rücken. Sie gehen selbst mit gutem Beispiel voran und sind sich für keine Arbeit zu schade. Aus dieser Haltung heraus können Sie Mitarbeiter und Vorgesetzte zunehmend richtig einschätzen. Ihre Mitarbeiter werden es zu schätzen wissen, wenn Sie die Arbeit gerecht zuteilen und effizient delegieren. Je mehr Sie sich angemessen um sich selbst und um »Ihr Volk« kümmern, Ihr Ressort kompetent vertreten, desto besser funktioniert die organische »Hierarchie«. So wie Bismarck sagte: »Ich bin der erste Diener meines Staates«, tragen Sie an Ihrem Platz bei zum Gelingen des Ganzen.

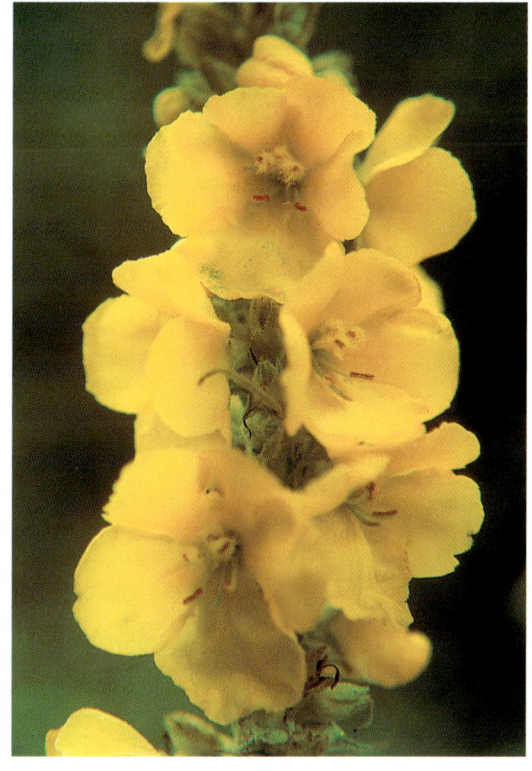

■ Wer braucht die Königskerze besonders?
Frauen in verantwortlichen Positionen, die sich überarbeitet
fühlen; Frauen in der Rolle des Familienvorstands; Vorstands-
tätigkeit im Verein, in politischen Gruppen, in der Kommune.

Rock Water – Reines Quellwasser

Flexibilität Träumen Sie manchmal vom Jungbrunnen, der mit seinem heil-
kräftigen Wasser alles Harte in Ihrem Körper und Ihrem Gemüt löst
und Sie wieder »neu« und beweglich macht? Oder wünschen Sie
sich einen Wasserfall, um sich hineinzustellen und sich dem
Fließen des Wassers hinzugeben? Vielleicht beneiden Sie das Wasser
um seine Fähigkeit, einfach dahin zu fließen, wohin es geführt
wird, den härtesten Stein abschleifen zu können und sich vertrauensvoll einem unbekannten Ziel zu überlassen? Dann kann es sein,

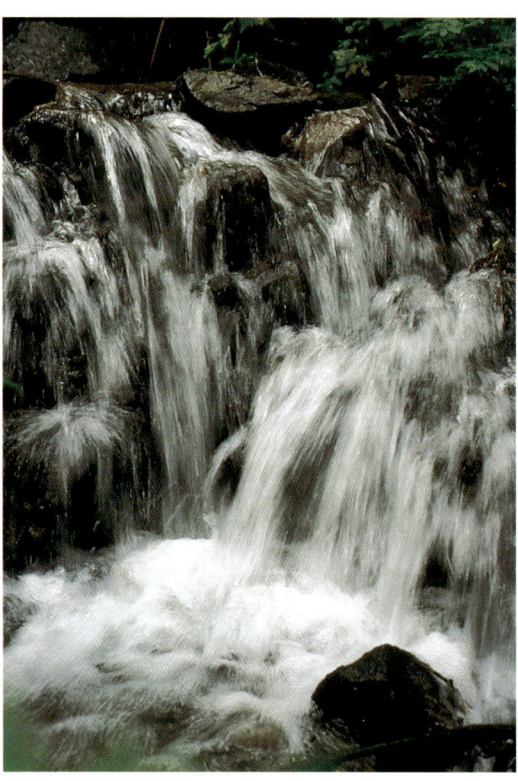

daß Sie Ihren Alltag als zu routi-
niert und starr empfinden und
hin und wieder gerne ausbrechen würden. Aber Sie behalten
trotzdem exakt Ihren Tagesablauf und Ihre Arbeitsprinzipien
bei, weil sie Ihnen einen siche-
ren Rahmen geben. Vielleicht ist
es innere Unsicherheit, die Sie
nach außen so streng erscheinen läßt, sei es in Ihrem Perfek-
tionsanspruch an sich selbst, sei
es, daß Sie mit bewundernswer-
ter Disziplin eine bestimmte
Diät oder ein tägliches sportli-
ches Training verfolgen.
Rock Water, reines Quellwasser,
schenkt Ihnen Weichheit und
Nachgiebigkeit. Sie machen die
Erfahrung, wie angenehm es
sein kann, sich einfach treiben
zu lassen, den Tag ohne allzu
feste zeitliche Vorgaben kommen und gehen zu lassen. Viel-

leicht haben Sie sogar mehr fertiggebracht, als Sie dachten, weil Sie sich flexibel auf die Gegebenheiten einstellen konnten und bei der Arbeit etwas großzügiger waren als sonst. Außerdem macht das Leben auch mehr Spaß und wird spannend, wenn Sie sich die Freiheit nehmen, ihm spontan und mit kindlicher Experimentierfreude zu begegnen. Rock Water lehrt Sie, mit sich und Ihrem Körper liebevoll umzugehen, sich nach getaner Arbeit etwas Gutes zu gönnen, Ihre Freizeit und Ihren Urlaub zur Muße zu verwenden und sich auf bereichernde Erlebnisse einzulassen.

»Ich bin beweglich und offen für Veränderungen.«

■ Wer braucht Rock Water besonders?
Frauen, die unter Zeitdruck arbeiten; Frauen mit hohem Anspruch an die eigene Leistung; Frauen mit strikten Grundsätzen; Frauen, denen ein Kuraufenthalt im Thermalbad gut täte.

Sonnenblume

Natürliche Autorität

Lassen Sie manchmal einfach den Kopf hängen, wie die Sonnenblume, wenn gerade die Sonne nicht scheint? Wie ein kleines Kind, das trotzig mit dem Fuß aufstampft, wenn ihm etwas nicht paßt, oder das sich einer Anweisung nicht fügen will, auch wenn sie sinnvoll ist, lassen Sie es immer wieder auf eine Konfrontation mit Autoritätspersonen ankommen und nehmen in Kauf, daß Sie dabei den kürzeren ziehen. Kann es sein, daß Sie immer noch Ihrem Vater beweisen wollen, wie gut und wie fähig Sie sind? Vielleicht hat er seine Macht als Erziehender Ihnen gegenüber mißbraucht, vielleicht haben Sie ihn aber auch hilflos und schwach erlebt und die Autorität bei ihm vermißt. Was Sie an ihm besonders gestört hat, ist möglicherweise auch Ihr eigenes Problem. Deshalb wird das Thema Autoritätskonflikt zum Dauerbrenner für Sie, denn es holt Sie Ihr Leben lang ein: Immer wieder stoßen Sie auf männliche Autoritäten, mit denen Sie sich auseinandersetzen müssen: Lehrer, Vorgesetzte, Staat und Regierung, vielleicht auch der Partner. Die Frage ist nur, wie Sie mit dieser Macht, die Sie oft als Übermacht erleben, umgehen. Solange Sie die Rolle des gekränkten kleinen Mädchens übernehmen, werden Sie nicht ernst genommen, selbst Ihre berechtigten Forderungen finden keine Zustimmung. Der Ärger über diese ständigen Kränkungen ist nicht zuletzt auch ein Ärger über sich selbst, über die Unfähigkeit, Ihre Meinung und Ihre Gefühle in

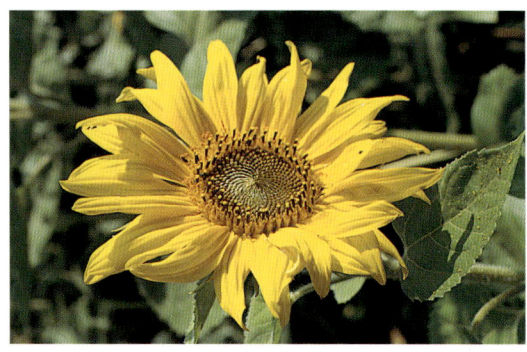

»Ich finde
Zugang zu
meiner
höheren
Führung und
bin mir
selbst Auto-
rität genug.«

angemessener Form äußern zu können. Wenn sich dann der Magen, die Galle oder die Bauchspeicheldrüse zu Wort melden, müssen Sie sich nicht wundern.

Die Sonnenblume läßt Sie erkennen, daß Sie sich eigentlich nach der idealen, unangreifbaren Autorität sehnen, die Sie gerecht und weise in Ihrem gesamten Wesen erkennt und liebt, Ihnen unfehlbare Weisung erteilt und Sie so möglicher Fehler enthebt. So, wie die Sonnenblume den Kopf hebt und sich der hellen Sonne zuwendet, können Sie Ihren Blickwinkel ändern und sich Ihrem eigenen höheren Selbst, Ihrer inneren Führung zuwenden.

Daraus erwächst Ihnen kreative, feurige Kraft und Entschlossenheit. Ihre guten Ideen und Vorschläge stoßen zunehmend auf Resonanz, Ihr Rat, Ihr Temperament und Ihre Tatkraft werden geschätzt.

■ Wer braucht die Sonnenblume besonders?
Frauen, die die Ganzheit in sich selbst finden wollen; Frauen auf der Suche nach dem spirituellen Meister; Frauen, die mit ihrem Vater inneren Frieden schließen wollen; Frauen, die in Autoritätskonflikte oder in rechtliche Auseinandersetzungen verwickelt sind.

Blüten, die Sie noch in Betracht ziehen können

● **Beech** (Seite 27) hilft Ihnen, mit Kollegen auszukommen, auch wenn sie nicht unbedingt Ihre Kragenweite sind. Sie lernen, großzügig zu sein und gleichwertig mit anderen für ein gemeinsames Ziel oder ein gemeinsames Projekt zu arbeiten.
● Mit **Centaury** (Seite 35) fällt es Ihnen leichter, sich abzugrenzen und – wo nötig – Nein zu sagen. Unabhängig von anderen finden Sie Ihren eigenen Standpunkt.
● **Cerato** (Seite 44) hilft Ihnen, weitreichende Entscheidungen, die Ihnen beruflich abverlangt werden, sorgfältig abzuwägen und nach bestem Wissen und Gewissen zu fällen.

**Weitere
Blüten**

**Weitere
Blüten**

- Mit **Hahnenfuß** (Seite 61) lernen Sie, sich selbst und Ihre Leistung richtig einzuschätzen.
- **Larch** (Seite 28) unterstützt Sie darin, an Ihrem Arbeitsplatz Ihr Wesen und Ihre Stärke zu entfalten. Von heute an lassen Sie sich nicht mehr einschüchtern durch die zur Schau gestellten Fähigkeiten und Kenntnisse der anderen!
- **Oak** (Seite 66) hilft Ihnen, sich nicht zu sehr von Ihren beruflichen Aufgaben vereinnahmen zu lassen, so daß Sie heiter und befreit die schönen Seiten des Lebens genießen.
- **Vine** (Seite 39) macht Sie zu einer beliebten Führungskraft, weil Ihr Team sich von Ihnen verstanden und respektiert fühlt.

Die Frau in der Familie

**Sich selbst
anerkennen**

Wenn Sie als Hausfrau Mann und Kinder versorgen, sind Sie wie kaum eine berufstätige Frau dazu aufgerufen, sich das Ausmaß an Bestätigung, das Sie brauchen, tagtäglich selbst zu geben. Wieviel Arbeit Sie auch Tag für Tag leisten, keiner zahlt Ihnen dafür Geld, es schlägt sich in keiner Altersversorgung nieder. Sie selbst müssen sich auf die Schulter klopfen und für Ihr Tun anerkennen! Dabei haben alle um Sie herum recht hochgesteckte, sehr unterschiedliche Erwartungen an Sie: Mal sollen Sie die liebende, verständnisvolle, zum Dauereinsatz bereite Mutter sein, mal das Familienoberhaupt, das sagt, wo es lang geht, wenn der Vater nicht da ist, mal die erotische Geliebte, die mit ihrem Mann innige Zweisamkeit lebt. Sind Sie alleinerziehend, müssen Sie weibliche und männliche Autorität gleichzeitig darstellen, der Aufbau einer neuen Beziehung erfordert unter Umständen zeitlich und räumlich geschickte Strategien und hohe diplomatische Fähigkeiten.
Da heißt es, Prioritäten zu setzen, mit Kraft und Ausdauer Verantwortung zu übernehmen, Entscheidungen zu treffen, mal im Alleingang, mal unter sorgfältiger Berücksichtigung sämtlicher anderer Interessen. Gleichzeitig sollen Sie der ruhende Pol und die »Seele« des Hauses sein.
Die im folgenden vorgestellten Blüten helfen Ihnen, Ihren Wert richtig einzuschätzen und aus Ihrer Führungsposition Vorteile zu ziehen. Dazu gehört, daß Sie abwägen zwischen dem persönlichen

Freiraum, den Sie brauchen, und dem Ausmaß an Verantwortung, das zu übernehmen Sie bereit sind. Als Herrin im Haus prägen Sie das Famililenleben: Sie können aus der Kernfamilie eine offene Gemeinschaft machen, die mit der Außenwelt in ständigem bereicherndem Kontakt steht. Wenn sich durch das Größerwerden der Kinder die täglichen Pflichten reduzieren, haben Sie neue Entwicklungs- und Lernchancen und können Wege finden, Ihre Fähigkeiten zum Wohle größerer Gruppen einzubringen und Ihrem Leben damit einen über Ihre Familie hinausgehenden Sinn zu geben.

Chicory – Wegwarte

Geben und Empfangen

Sind Sie ein Mensch, der gerne mit vollen Händen und von ganzem Herzen schenkt und weitergibt? Andere spüren das und lassen sich gern von Ihnen umsorgen, hegen und pflegen. Deshalb sind Sie auch den größten Teil Ihrer Zeit gedanklich und konkret mit anderen Menschen befaßt, und es fällt Ihnen kaum mehr auf, daß Sie für sich selbst wenig Zeit beanspruchen. Beim Einkaufen sticht Ihnen eher ein Kleidungsstück für Ihre Kinder oder Ihren Mann ins Auge als für sich selbst; der für Sie anberaumte Arzttermin entwickelt sich oft zu einem Gespräch über die Probleme Ihrer Angehörigen. Vielleicht haben Sie manchmal das Gefühl, daß dieser Einsatz über Ihre Kräfte geht, daß Sie sich ausgelaugt oder in Ihrer Hilfsbereitschaft sogar ausgenützt fühlen. Das ist kein Wunder, denn manche Menschen benützen Sie geradezu als Kummerkasten! Irgendwann kommt dann der Zeitpunkt, an dem Sie selbst krank und hilfsbedürftig werden, sei es, daß Sie ein Engegefühl in der Brust, eine Bronchitis oder gar Asthma bekommen. Erst in dieser Schwäche fällt Ihnen auf, wie sehr auch Sie die anderen brauchen, wie eng Sie miteinander verflochten sind.

Chicory schließt Sie wieder an eine nie versiegende Kraftquelle an: das Licht und die Liebe des gesamten Universums. So wie die stillende Mutter einfach die Grundbedürfnisse des Säuglings befriedigt, können Sie unerschöpflich seelische und geistige Nahrung für alle bereithalten, die es brauchen, ohne eine Gegenleistung oder gar Dankbarkeit zu erwarten. Chicory schenkt Ihnen die Gewißheit, daß Ihnen so viel, wie Sie brauchen, zuteil wird, wenn vielleicht auch in anderer Weise, als Sie es erwarten. Das kann eine liebevolle Geste sein oder der Entwicklungssprung eines Menschen,

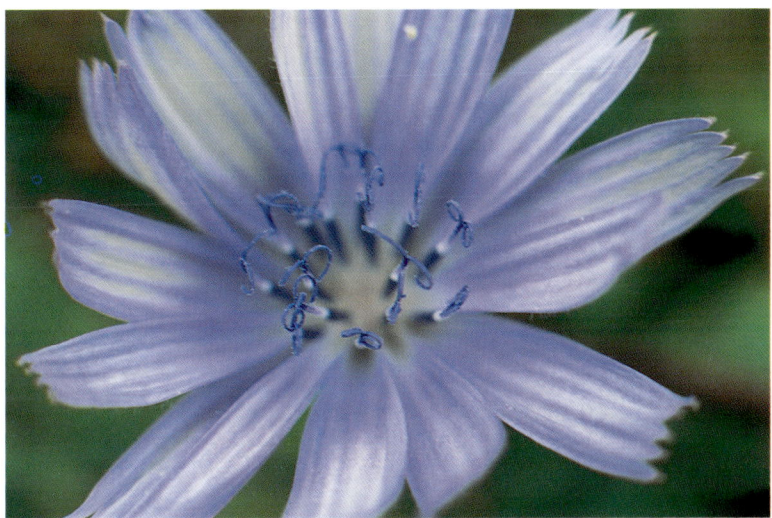

den Sie ein Stück auf seinem Weg begleitet haben und der jetzt stark genug ist, sein Leben selbst in die Hand zu nehmen. Chicory läßt Sie erkennen, wann es Zeit ist, den Säugling abzustillen, das heißt, wann Sie die enge Beziehung lösen, oder wann der Moment da ist, die erwachsenen Kinder aus dem Haus zu »entlassen« und mehr und mehr ein gleichberechtigtes partnerschaftliches Arrangement leben zu können. Denn auch das Loslassen, den anderen seine Entwicklung machen lassen, ist eine Form der Fürsorge und Hingabe, die Ihr Herz offen hält und Sie seelisch frei macht, so daß Sie mit den Worten von Paul Gerhardt singen können: »Geh aus, mein Herz und suche Freud ...«.

»Ich gebe aus vollem Herzen und erhalte Kraft aus Himmel und Erde.«

■ Wer braucht Chicory besonders?
Mütter, die den eigenen Weg der Kinder respektieren lernen wollen; Frauen, die in der Seelsorge und Krankenpflege, als Ärztin oder Therapeutin tätig sind.

Crab Apple – Holzapfelblüte

Reinigung und Klärung Vor allem im Frühjahr drängt sich Ihnen vielleicht der Wunsch auf, Ihr ganzes Haus mal wieder auf Vordermann zu bringen. Ihre Umgebung erscheint Ihnen grau und unfroh und entspricht Ihrer Vorstellung nicht mehr. Die Unordnung scheint überhand nehmen zu wollen und geht Ihnen auf die Nerven. Aber trotz aller Mühe schaffen Sie es nicht, alles so tipptopp zu haben, wie es Ihnen vorschwebt, vielleicht weil Sie an Kleinigkeiten hängen bleiben und den Überblick verlieren. Oder es drängt Sie zu einer Fasten- oder Saftkur, um Ihren Körper einmal wieder gründlich zu entschlacken. Bei Licht besehen steckt jedoch hinter Ihrem Wunsch nach äußerer Ordnung viel mehr, nämlich der nach einer neuen Lebensordnung! Manche Spielregeln und Verhaltensweisen innerhalb Ihrer Partnerschaft und Ihrer Familie sind womöglich schon längst überholt, aber Sie haben sie beibehalten, weil das umfassende »Klar-Schiff-Machen« mit Einsatz, mit Loslassen zu tun hätte.

Hautprobleme, hartnäckige Erkältungen, eine gestörte Darmtätigkeit oder eine lästige Pilzinfektion können die Signale Ihres Körpers sein, der nach Entgiftung, Reinigung und Klärung verlangt.

Mit Crab Apple tanken Sie Kraft für die Neuordnung aus der Erde, die Ideen dafür durch die Blickwendung nach oben zum Himmel.

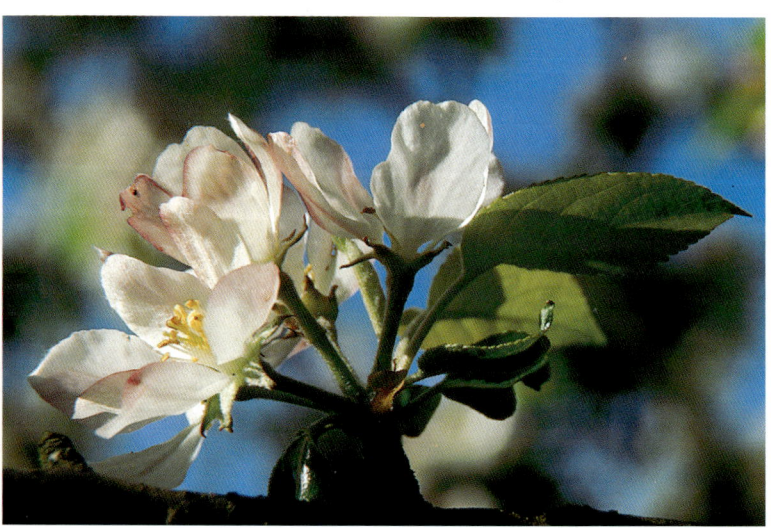

Dadurch können Sie sich dem Großreinemachen auf allen Ebenen stellen. Was Sie verunreinigt hat, lassen Sie los: Das können zuviel und falsche Nahrung oder Giftstoffe verschiedener Art sein, das können aber auch Reibereien mit anderen Menschen sein. Fasten oder eine andere Form der Entschlackungsbehandlung kann dazu beitragen, sich körperlich wieder fit und wie neugeboren zu fühlen. Beim Aus- und Aufräumen von Schränken, Keller und Dachboden gehen Sie alten, vergangenen Bereichen Ihres Lebens auf den Grund, werfen das Überholte über Bord und behalten nur noch das, was Bestand hat. Crab Apple unterstützt Sie dabei, Licht in unklare Verhältnisse zu bringen, seelische »Altlasten zu entsorgen« und Ihre Beziehungen zu Menschen zu klären. So kann in Ihnen Klarheit darüber entstehen, wie Sie Ihr Leben neu ordnen wollen, ob Sie zum Beispiel nach längerer Familienpause wieder eine außerhäusliche Tätigkeit ausüben wollen. Bei dieser »Rundumerneuerung« können Sie Crab Apple zu Ihrem Heinzelmännchen machen: Trotz geistiger und körperlicher Arbeit bleiben Sie wach, heiter und munter. Je mehr Sie geklärt haben, desto mehr Energie steht Ihnen zur Verfügung für die Dinge, die Ihnen wirklich am Herzen liegen.

»Ich kläre mein Leben und finde zu einer Neuordnung.«

■ Wer braucht Crab Apple besonders?
Frauen, die zu einer Neuordnung ihres Lebens finden wollen; Frauen, die ständig Angst haben, sich anzustecken; während und nach Infekten (Seite 86); zur Entgiftung; nach einer Antibiotikatherapie, nach einer Narkose.

Geranie

Persönlicher Freiraum

Haben Sie manchmal das Gefühl, ausbrechen zu wollen, weil Ihnen zu Hause die Decke auf den Kopf fällt? Aber auch wenn Sie noch so sehr unter innerem Druck stehen – allzuviele Freiheiten erlauben Sie sich nicht, weil ja schließlich die Mitbewohner im Haus und die Nachbarn mehr von Ihrem Leben mitkriegen könnten, als Ihnen lieb ist. Solange die Kinder klein sind, sind Sie unzufrieden, weil Sie sich als grüne Witwe oder aufs Abstellgleis geschoben fühlen. Aus Angst vor Klatsch schränken Sie sich ein und decken sich mit Arbeit zu. Selbst wenn die Kinder schon ihr eigenes Leben führen und Sie mehr Freizeit haben, nutzen Sie diese nicht

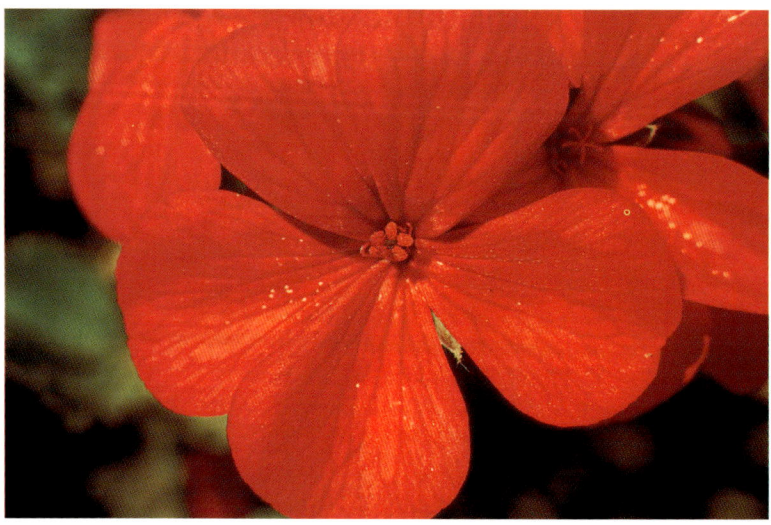

»Ich erweitere meinen Spielraum.« so, wie Sie es eigentlich gerne tun würden, denn für eine »ältere« Frau gehören sich Extravaganzen schon gar nicht!

So schön Ihre Wohnsituation auch sein mag, haben Sie das Gefühl, das eigentliche Leben spiele sich woanders ab, und sehnen sich nach der Freiheit, die Sie früher als Single und ohne Kinder hatten. Wer Sie fröhlich und ausgelassen im Urlaub erlebt hat, wundert sich vielleicht über Ihre Unzufriedenheit und Ihre zeitweiligen depressiven Anwandlungen, sobald Sie wieder zurück sind. Das kann so weit gehen, daß sich Bauch und Schultern verkrampfen, wenn Sie nur an zuhause denken. Es ist allerdings auch nicht einfach, Ihrem Mann oder anderen den tieferen Grund für Ihre Stimmungstiefs zu vermitteln, weil objektiv kein Grund vorliegt. Aber zugegeben: Waren Ihre bisherigen Befreiungsversuche aus dem zu engen Milieu nicht halbherzig und kraftlos? Ihre stille Bewunderung für Frauen mit freierem Lebensstil drückt Ihren uneingestandenen Wunsch aus, sich aus dem zu eng gewordenen sozialen Gefüge zu befreien und sich selbst mehr Freiraum zu erobern.

Die Geranie gibt Ihnen die Kraft, sich beschwingt und leichtfüßig über Hürden hinwegzusetzen, von denen die meisten ohnehin mehr in Ihrem Kopf bestehen als in der Realität! Sie gewinnen wieder Freude daran, unbeschwert und ausgelassen mit Ihren Kindern zu spielen oder gemeinsam kreativ zu sein. Neue Sinnenfreude,

Freude an Musik und Tanz beflügelt Ihre Beziehungen. Sie lernen, sich über einengende Konventionen und das »Diktat« des Familienverbandes hinwegzusetzen, und entdecken Ihre Fähigkeit, eigene, für Sie befriedigende Beziehungen herzustellen.

■ Wer braucht die Geranie besonders?
Frauen, die zu enge Konventionen durchbrechen wollen; Frauen mit prämenstruellem Syndrom oder mit klimakterischen Beschwerden wie Kopfschmerzen, Schlaflosigkeit, depressive Verstimmung.

Hahnenfuß

Wie oft haben Sie schon eine Mahlzeit vorbereitet und nach dem Essen wieder alles Geschirr gespült? Wie oft haben Sie schon Wäsche gewaschen, gebügelt, die Kinderspielsachen an ihren Platz geräumt? Geben Sie es ruhig zu – manchmal haben Sie die Aschenputtelrolle satt, vor allem dann, wenn andere meinen, das alles sei doch gar nicht so schlimm, Sie hätten doch das schönste Leben! Es kränkt Sie zwar, daß man Ihre Anstrengungen unterschätzt und Sie verkennt, aber sind Sie nicht auch diejenige, die die Rücksichtslosigkeit in Ihrer Umgebung zuläßt? Vielleicht sehnen Sie sich in solchen Momenten nach der Zeit zurück, als Sie noch berufstätig waren und Ihr eigenes Geld verdient haben! Vielleicht ist Ihnen aber die Sehnsucht nach Anerkennung für Ihre Leistungen schon aus Ihrer Kindheit und Jugend bekannt: Selbst wenn Sie mit sich selbst zufrieden waren – Sie hatten das Gefühl, daß Ihre Eltern und Lehrer doch noch etwas mehr von Ihnen erwarteten, so daß das erhoffte Lob nicht so groß war oder völlig ausfiel.

**Aner-
kennung**

Dann stellen Sie sich einfach eine mit goldgelb strahlenden Hahnenfußblüten übersäte Sommerwiese vor – welch ein Gefühl von Freude, Leichtigkeit, Vielfalt breitet sich bei diesem Anblick in Ihnen aus! Der Hahnenfuß, die Butterblume, sagt Ihnen, daß alles »in Butter« ist und jeder Mensch seine Daseinsberechtigung und Individualität besitzt: Sie sind schön und einzigartig, so wie Sie sind! Sie erbringen eine anerkennenswerte Leistung, und Sie haben das Recht, nach getaner Arbeit auszuruhen. Der Hahnenfuß macht Sie großzügig: Sie haben es nicht nötig, andere zu bewerten, und sind Ihrerseits auf Bewertung durch andere nicht angewiesen. Weil Sie um Ihre innere Größe wissen, gewinnen Sie Unabhängigkeit

»Ich gebe mir selbst Anerkennung für mein tägliches Tun.«

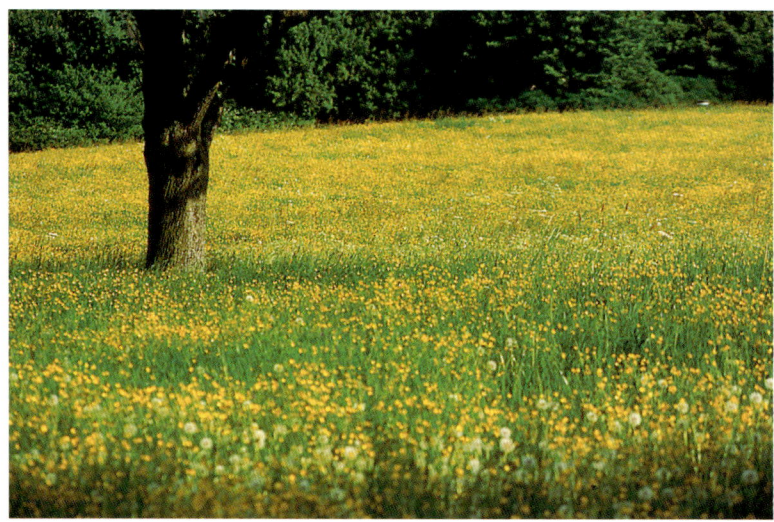

und Freude an Ihrem Tun. Trotz der alltäglichen Arbeit nehmen Sie die Chance wahr, sich kreativ zu entfalten und eigenständig zu handeln, und sind dadurch mit Ihrem Platz in der Welt zufrieden.

■ Wer braucht Hahnenfuß besonders?
Frauen mit dem Wunsch nach mehr Eigenständigkeit; Frauen, die sich als Kind unerwünscht fühlten; Frauen in Sozialberufen und Ehrenämtern.

Blüten, die Sie noch in Betracht ziehen können

Weitere Blüten
● Die **Rosa Apfelrose** (Seite 42) hilft Ihnen, die weibliche Rolle fröhlich anzunehmen und Beschwingtheit und Wärme im Familienkreis zu verbreiten.

● Mit **Centaury** (Seite 35) gewinnen Sie Selbstsicherheit und fördern dadurch die Eigenverantwortlichkeit Ihrer Kinder.

● **Gentian** (Seite 45): Während und nach einer Trennung von Ihrem Partner, im Verlauf einer Scheidungsverhandlung unterstützt Sie Gentian dabei, nicht aufzugeben in dem Bemühen, für sich und die Kinder die bestmögliche Lösung zu finden.

● **Hibiskus** (Seite 72) hilft Ihnen, sich schön zu machen und schön zu finden.

- **Holly** (Seite 36): Wenn Ihre Kinder sich ständig streiten und jedes sich benachteiligt fühlt, sollten Sie überprüfen, ob Sie mit Ihrem Partner, den Eltern oder Schwiegereltern im reinen sind! Mit Holly lernen Sie, anstehende Konflikte offen auszutragen. Lassen Sie es zu, daß Sie selbst und alle Familienmitglieder ihre Wünsche und Bedürfnisse offen äußern, denn so können Sie den Familienfrieden herstellen, den Sie sich wünschen.

- Die **Königskerze** (Seite 50) unterstützt Sie in Ihrer Aufgabe als souveräner Vorstand im Familienverband.

- **Oak** (Seite 66) gibt Ihnen die Freiheit, Aufgaben auch mal zu delegieren und sich so mehr Raum zu schaffen für das, was Sie für sich selbst verwirklichen wollen.

- **Olive** (Seite 67) schenkt Ihnen die Kraft, auch Zeiten aufreibender Fürsorge für die Familie gesund zu überstehen. Bei aller Beanspruchung finden Sie Zeit, sich zu entspannen und zu erholen.

- **Pine** (Seite 68) gibt Ihnen Gelassenheit bei der Erziehung Ihrer Kinder. Niemand ist unfehlbar, auch Sie sind nur ein Mensch mit Schwächen und Stärken. Deshalb haben Sie sich nichts vorzuwerfen, wie auch immer sich Ihre Kinder entwickeln, weil Sie nach bestem Wissen und Gewissen gehandelt haben.

- **Prunkwinde** (Seite 30) brauchen Sie, wenn Sie zwar unablässig beschäftigt sind, sich aber in Kleinigkeiten und Äußerlichkeiten verlieren und dann Mühe haben, die angefangenen Arbeiten zu Ende zu führen. Am Ende des Tages sind Sie unzufrieden, weil Sie eigentlich nichts vorweisen können. Die Prunkwinde hilft Ihnen, wieder den Überblick und eine Zielrichtung zu bekommen.

- **Rock Water** (Seite 52) hilft Ihnen, von sich selbst nicht zu viel zu verlangen und flexibel auf die Bedürfnisse Ihrer Familie einzugehen.

- Mit **Scleranthus** (Seite 31) bewahren Sie Ihr Gleichgewicht, auch wenn Sie notgedrungen eine Wochenendehe führen, weil Ihr Partner seine Arbeitsstelle an einem anderen Ort hat.

- **Vine** (Seite 39) trägt dazu bei, daß Sie aus Ihrer Familie eine gleichberechtigte Gruppe machen, in der jeder den anderen achtet und akzeptiert.

- **Wild Rose** (Seite 76) gibt Ihnen den Schwung, trotz verschiedener Einschränkungen durch Ihre familiären Aufgaben etwas für sich selbst zu tun. Die neue Spiel- und Sinnenfreude werden Ihre Kinder und Ihr Partner zu schätzen wissen, Sie selbst erhalten sich gesund, aktiv und fröhlich.

Weitere Blüten

Die Frau in Familie und Beruf

Doppelte Belastung Ob materielle Notwendigkeit oder einfach Freude am Beruf – doppelbelastet sind Sie allemal, wenn Sie gleichzeitig noch Kinder und Mann haben. Sind Sie alleinerziehend, können Sie meist auf wenig Rückhalt hoffen und müssen die vielseitigen Aufgaben allein bewältigen. Das erfordert strategisches Denken, Organisationstalent und eine Planung, die dem Management eines kleinen Unternehmens gleichkommt. Auch wenn Sie sich rund um die Uhr abstrampeln, fertig sind Sie nie, und irgendetwas muß immer liegen bleiben. Da hilft es nur, wenn andere auch einen Beitrag zum Haushaltsablauf leisten, oder wenn Sie am Arbeitsplatz das delegieren, was Sie nicht unbedingt selbst tun müssen.

Die im folgenden vorgestellten Blüten helfen Ihnen, Ihren strapaziösen Alltag zu bewältigen und ohne schlechtes Gewissen Abstriche machen zu können. Sie lernen, den Anspruch an sich selbst so zu regulieren, daß genügend Zeit bleibt, sich das Leben schön und lebenswert zu gestalten. Die Geduld und die Entspannung, die Ihnen daraus erwachsen, kommen Ihnen, Ihrer Familie und Ihren Kollegen zugute.

Impatiens – drüsentragendes Springkraut

Sie kennen sicher auch die Zerreißproben unter großer Arbeitsbelastung: Bis zur letzten Faser des Körpers angespannt, tausend Dinge noch erledigen, unter Zeitdruck hektisch noch irgendwohin fahren müssen – und dann werden Sie von einem langsamen Transporter oder durch einen Stau jäh gebremst. Könnten Sie da auch fast aus der Haut fahren? Aber alles Toben und Schimpfen hilft nichts, Sie müssen sich in Geduld üben! Vielleicht gibt Ihnen die erzwungene langsame Gangart Gelegenheit, darüber nachzudenken, ob all das, was Sie vorhaben, wirklich so wichtig ist, oder ob Sie sich nicht vielmehr in der letzten Zeit von außen ein schnelleres Tempo haben aufzwingen lassen, als Ihnen guttut. Und die rasante Musik Ihres Autoradios tut noch ein übriges, Sie auf Zack zu halten! Das Warten kann Ihnen schmerzhaft bewußt machen, wie sehr Sie Opfer Ihrer Lebensumstände und unseres Zeitgeistes sind. Ohne Rücksicht auf Ihr individuelles Tempo und Ihre persönlichen Bedürfnisse verlieren Sie das Gefühl für sich selbst, ertappen sich viel-

Geduld

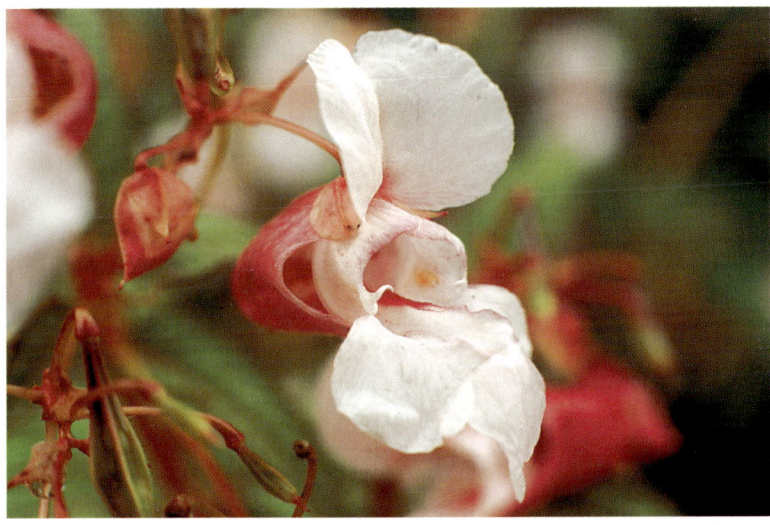

leicht dabei, daß Sie andere, die langsamer sind als Sie, mit wenig Einfühlungsvermögen zu schnellerer Gangart antreiben wollen! Impatiens hilft Ihnen, sich selbst wieder zu spüren, die Signale Ihres Körpers zu beachten und zu verstehen. Das können kleinere Unfälle sein wie Verbrennungen oder Schnittverletzungen, das können Kopfschmerzen, ein zu rascher Puls oder ein Juckreiz auf der Haut sein. All dies sind Bemühungen Ihres Körpers, Sie ruhigzustellen. Deshalb ist die Einnahme starker Medikamente zur Unterdrückung solcher unerwünschten Symptome nur ein Fluchtmechanismus, aber das spüren Sie eigentlich schon selbst! Impatiens bestärkt Sie darin, sich mit dem zu konfrontieren, wovor Sie fliehen, zum Beispiel Unzufriedenheit und Enttäuschung oder unterschwelliger Ärger und Zorn. Wenn Sie sich Zeit nehmen, die Ihren Beschwerden zugrundeliegenden Konflikte zu bearbeiten, finden Sie wieder zu innerer Gelöstheit – der Schmerz als Lehrer erübrigt sich. Impatiens macht Sie unabhängig, indem es Ihnen hilft, einen fremdbestimmten Rhythmus abzuschütteln und Ihr eigenes Tempo zu finden. Eine Methode wie Autogenes Training, Eutonie oder Feldenkrais kann Sie darüber hinaus in diesem neuen verständnisvollen Umgang mit sich selbst unterstützen. Dadurch lernen Sie, das Tempo Ihrer Mitmenschen zu respektieren und ihnen Geduld und Mitgefühl entgegenzubringen.

»Ich bin geduldig mit mir und anderen.«

■ Wer braucht Impatiens besonders?
Rasche, schnell entschlossene Frauen; Frauen, die zu Unfällen neigen; Frauen mit chronischen Schmerzen, die immer wieder auf-
flammen.

Oak – Eiche

Stärke durch Weichheit

Wer verbindet nicht mit der Eiche das Gefühl von beständig,
unbeugsam, dauerhaft? Wie bei einer Eiche nehmen andere bei
Ihnen Zuflucht, suchen Ihren Rat und Ihre Hilfe. Deshalb fallen
Ihnen auch immer wieder neue Aufgaben zu, einfach weil man
daran gewöhnt ist, daß Sie den nötigen Einsatz bringen und es
auch schaffen. Zu wissen, daß Sie gebraucht werden und daß ohne
Sie nichts läuft, erfüllt Sie mit Befriedigung; gleichzeitig würden Sie
doch hin und wieder gerne sämtliche in Sie gesetzte Hoffnungen

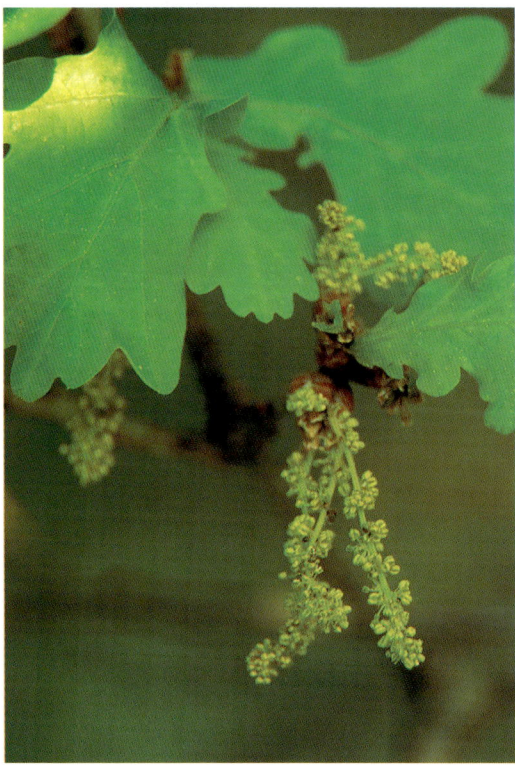

und Ansprüche wie eine zu
schwer gewordene Last von den
Schultern schütteln und es sich
ein bißchen leichter machen.
Vielleicht haben Sie während
einer Krankheitszeit die Erfahrung gemacht, daß die Mitmenschen Sie plötzlich mit anderen
Augen ansahen: Da waren Sie
plötzlich nicht mehr nur das all-
zeit willige Arbeitstier, sondern
ein zuwendungsbedürftiger
Mensch mit Schwächen und
Stärken.
Oak lehrt Sie, daß es keiner
Krankheit bedarf, damit Sie Sie
selbst sein dürfen. Mit Hilfe dieser Blüte lösen sich Blockaden,
sei es im Bereich von Schulter
und Nacken, sei es am Herzen
oder an anderen Organen – Ihre
Körperenergie fließt wieder frei
und kraftvoll. Mit Oak machen
Sie die Erfahrung, wie schön es

sein kann, die Dinge spielerisch auf die leichte Schulter zu nehmen, sich kindlich und vertrauensvoll seinen Gefühlen zu überlassen, weinen und lachen zu können. Nur Sie entscheiden, wann Sie
Ruhepausen brauchen, und gestehen sich diese Pausen auch zu.
Wenn Sie weicher und nachgiebiger mit sich selbst umgehen, können Sie auch für die Schwächen anderer Nachsicht und Verständnis entwickeln. Ob in der Familie oder im Beruf – diese menschli-
che Größe läßt Sie zur echten Führungsfigur werden.

»Meine Stärke ist die größte Schwäche, meine ›Schwäche‹ ist die größte Stärke.«

■ Wer braucht Oak besonders?
Pflichtbewußte Frauen, die gerne und viel arbeiten; Frauen nach
schlagartigen Krankheitseinbrüchen (Herzinfarkt, Schlaganfall,
Bandscheibenvorfall, Unfall); Hausfrauen, Abteilungsleiterinnen,
Managerinnen, Chefinnen.

Olive

Erholung – Stärkung

Haben Sie es satt, immer die Starke sein zu müssen, die bis zur
Erschöpfung arbeitet? Sehnen Sie sich nach einem Urlaub im
Süden, wo Sie tagelang im Schatten eines Olivenbaumes vor sich
hin dösen, träumen und wieder Kraft schöpfen? Dann haben Sie
sich vielleicht schon seit einiger Zeit über Gebühr belastet. Vielleicht waren Ihre Kinder oder andere Familienangehörige länger
krank, und Sie mußten sich manche Nacht um die Ohren schlagen;
vielleicht fühlen Sie sich selbst nach längerer Krankheit noch
geschwächt und erholungsbedürftig. Wie ein Baum, der zu viele
Früchte gebracht hat und deshalb eine Ruhepause einlegen muß,
brauchen Sie nach Perioden der Überforderung eine Schonzeit.
Wenn Sie nicht rechtzeitig auf Ihren Körper hören, überdreht er
und findet nicht mehr zur nötigen Ruhe und in den Schlaf. So
müde und ausgelaugt Sie sich auch fühlen – die Umschaltung von
hektischer, angespannter Tätigkeit zu Entspannung gelingt nicht
mehr, so daß Ihre Batterie schließlich völlig leergelaufen ist.
Die Blüte des uralten, immer wieder aufs neue austreibenden Olivenbaumes schließt Sie wieder an Ihre Urkraft an. Freudig und
dankbar können Sie sich dem ewigen Kreislauf von Arbeit und
Ruhe hingeben. Im Schatten des Olivenbaumes spielt Zeit keine
Rolle mehr, denn er hat unendlich viel Zeit, um Früchte zu bringen. So führt die Blüte der Olive auch Sie an einen in der Tiefe

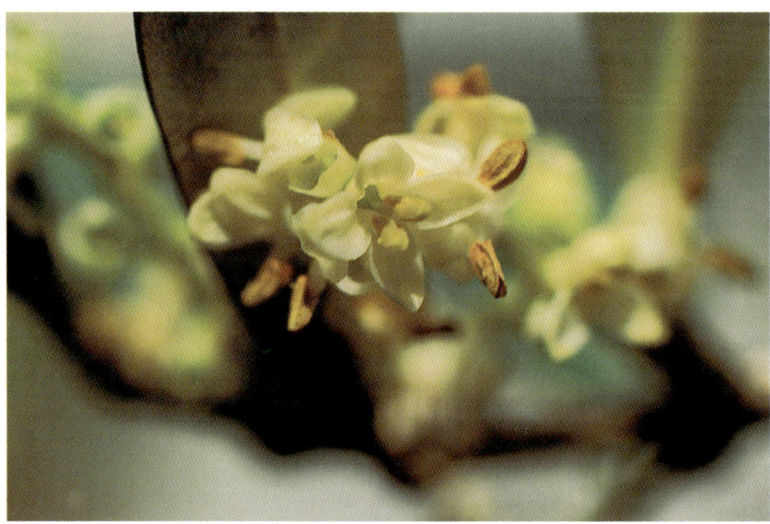

»Ich gönne mir die nötige Erholung und sammle Kräfte für neue Taten.« liegenden Punkt Ihres Wesens, an dem die Zeit für Sie stillsteht, Ihr Atem ruhig fließt und Ihr Körper vollkommen loslassen und entspannen kann. In dieser Ruhe regenerieren Sie sich und sammeln wieder neue Kräfte. Wenn Sie Ihre Batterie wieder aufgeladen haben, wird sich die Lust zu neuen Taten von selbst wieder einstellen.

■ Wer braucht Olive besonders?
Frauen in Zeiten besonderer Beanspruchung; Frauen während und nach der Geburt (Seite 92); nach körperlicher Überanstrengung; bei länger anhaltendem Schlafentzug (Nachtarbeit), bei Schlaflosigkeit.

Pine – Kiefer

Nehmen Sie sich häufig mehr vor, als Sie tatsächlich schaffen können, und sind dann abends unzufrieden mit sich, weil wieder einiges liegengeblieben ist? Und selbst wenn Sie alles geschafft haben – findet das Ergebnis auch vor Ihrem strengen Auge Gnade? Haben Sie sich einmal ausgerechnet, wieviel effektive Arbeitsstunden Sie täglich so hinter sich bringen, angefangen vom Zubereiten der Mahlzeiten über Chauffeurdienste für die Kinder bis hin zum Einsatz am Arbeitsplatz samt außerdienstlichen Botengängen, Telefonaten, Besprechungen?

Innere Harmonie

Ihr hochgesteckter Anspruch an sich selbst kommt nicht von unge-
fähr, denn schließlich galten in Ihrem Elternhaus strenge morali-
sche Grundsätze, nach denen sich auch die Kinder von klein auf zu
richten hatten. Deshalb trifft Sie kein Vorwurf mehr als der, etwas
falsch gemacht oder versäumt zu haben, zum Beispiel in der Erziehung Ihrer Kinder oder bei einem Arbeitsvorgang, für den Sie die
Verantwortung tragen. Die ständige Selbstkontrolle läßt Ihren
Bauch und Ihre Eingeweide hart und verkrampft werden, Verdau-
ungsprobleme oder Beschwerden im gynäkologischen Bereich
können die Folge sein.

Pine lehrt Sie, daß es unmöglich ist, sich selbst, den anderen
Menschen und einer göttlichen Instanz gleichermaßen gerecht zu
werden. Mensch sein heißt »schuldig« werden und dadurch zur
Erkenntnis gelangen, denn wären wir schon vollkommen, stünden
andere Aufgaben als die aktuellen für uns bereit.

Pine öffnet Ihren Blick für das gesamte Spektrum menschlichen
Seins und gibt Ihnen die Freiheit, Ihre sämtlichen Facetten zu entwickeln und zu leben. Das macht Ihren Körper weich und warm,
Ihr Gemüt mild und Ihre Seele frei. Sie erledigen Dinge ohne
Zwang dann, wenn Sie nach dem Ausruhen von selbst wieder Lust
dazu haben. Sie sind zufrieden mit sich selbst und stellen eine Harmonie her zwischen Anspruch und Wirklichkeit.

»Ich bin
okay, so wie
ich bin.«

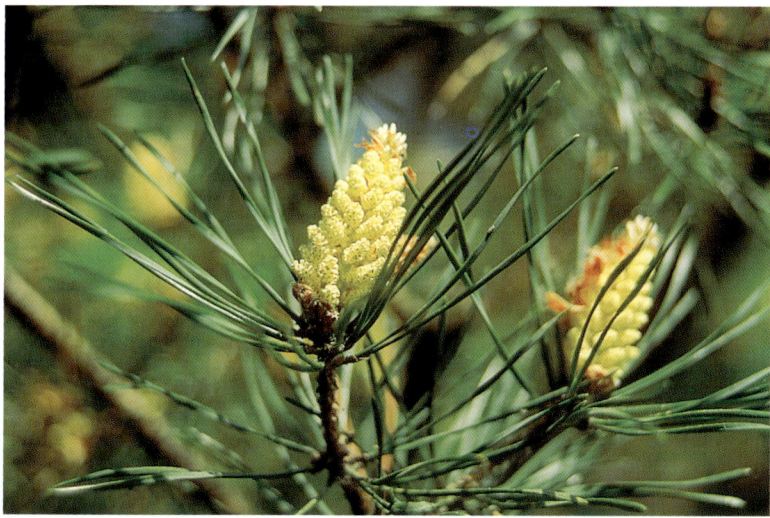

■ Wer braucht Pine besonders?
Frauen mit hohen moralischen Ansprüchen an sich selbst; Frauen, die sich einen tatsächlichen oder vermeintlichen Fehltritt oder ein Versagen nicht verzeihen können; religiös gebundene Frauen.

Blüten, die Sie noch in Betracht ziehen können

Weitere Blüten

● Mit **Chicory** (Seite 56) wachsen Sie beruflich und privat in die Rolle des großzügigen mütterlichen Beistands hinein; Sie finden die Balance zwischen hilfreicher Fürsorge und wohlwollendem Loslassen.

● **Gentian** (Seite 45) unterstützt Sie dabei, nach einer Trennung als alleinerziehende Mutter und Berufsfrau durchzuhalten und den Sinn Ihres Schicksals zu begreifen.

● Die **Königskerze** (Seite 50) hilft Ihnen, Ihren eigenen Aufgabenbereich klar zu umreißen und den Rest selbstverständlich zu delegieren.

● **Mandelblüte** (Seite 75): Wenn Ihnen manchmal alles über den Kopf wächst und Sie sich nur noch in unendliche Ferne und Abgeschiedenheit begeben wollen, oder wenn Sie sich bei allem Umtrieb innerlich einsam fühlen, finden Sie mit der Mandelblüte einen übergeordneten Sinn und entdecken das große Ganze, in das Sie eingebettet sind.

● **Rock Water** (Seite 52) hilft Ihnen, sich nicht zu überfordern, sondern die Ansprüche an sich und Ihre Leistung realistisch zu sehen.

● Die **Sonnenblume** (Seite 53) zeigt Ihnen, daß Ihre Konflikte mit Ihren Vorgesetzten oder Ihrem Partner überholt sind, wenn Sie sich nicht mehr an äußeren Autoritäten orientieren. Sie können sich zunehmend an Ihre höhere innere Führung anschließen und finden so zu Ihrer natürlichen inneren Autorität.

Die reife Frau

Es gibt Kulturen, in denen der älteren Frau – je älter sie wird, desto **Lebens-**
mehr – eine Position der Stärke zukommt. Lebenserfahrung und **erfahrung**
Reife zählen als Werte, die man sich nur mit den Jahren erwerben **und Reife**
kann. In unseren Breiten dagegen sind Jugendlichkeit und Kon-
sumverhalten gefragt, in Würde zu altern ist eine Kunst geworden,
bei der wir wenig Vorbilder haben. Fällt Ihnen eine ältere Frau ein,
die Sie ob ihrer inneren Größe, ihrer Fähigkeit, das Leben zu meistern, und ihrer geistigen Frische und Tatkraft wirklich bewundern?
Wenn nicht – es gibt sie zur Genüge!
Die im folgenden vorgestellten Blüten sollen dazu beitragen, Ihr
Leben im fortgeschrittenen Lebensalter sinnvoll und schön zu
gestalten. Dazu gehört, daß Sie das Ende der körperlichen Frucht-
barkeit nicht als unwiederbringlichen Verlust erleben, sondern die
Chancen und Werte erkennen, die dieser neue Lebensabschnitt mit
sich bringt: Sie haben mehr Zeit für sich selbst, zur Pflege Ihres Körpers, zum Training Ihres Geistes, zur inneren Einkehr.
Mit den möglichen Unbilden des Älterwerdens, zum Beispiel mit
gesundheitlichen Problemen, einer Einschränkung der Leistungs-
fähigkeit oder einem Partnerverlust, werden Sie besser fertig, wenn
Sie sich einen Kreis von Freunden aufgebaut haben, der auch in
Notzeiten für Sie da ist. Dafür stehen Ihnen verschiedene Blüten
zur Verfügung, die Ihre Fähigkeit erhöhen, sich partnerschaftlich
und offen mit anderen Menschen auszutauschen.
Mit dem Eintritt der Menopause dürfen Sie ohne Angst vor einer
Schwangerschaft reife Erotik und Sexualität leben, eine hervorra-
gende Möglichkeit, innerlich und äußerlich jung zu bleiben!
Abstand
und
Überblick Wenn Sie nicht mehr so direkt »ins Geschehen« verwickelt sind,
beispielsweise in die Kindererziehung, gewinnen Sie Distanz und
Überblick und können jüngeren Menschen eine geschätzte und
hilfreiche Ratgeberin werden. Dann wachsen Sie als Großmutter
hinein in die Rolle der »großen Mutter«, Ihre weißen Haare symbo-
lisieren Lebensweisheit. Sie können »Ja« zu sich selbst, zu Ihrem
Lebensablauf und zum Älterwerden sagen und dankbar die schönen Seiten des Alters genießen.

Roter Hibiskus

**Innere
Schönheit**

Was ist für Sie das Idealbild einer Frau? Wie soll ein schöner weiblicher Körper aussehen? Darf er Rundungen und einen großen Busen haben, oder halten Sie es mit den Medien und der Werbung, die uns Weiblichkeit vorgaukeln in Form junger, gertenschlanker Models mit absolut faltenfreier Haut und wehendem, stets gepflegtem Haar? Wir sollen sportlich und flott sein, aber auch verführerische Geliebte, auf Knopfdruck fruchtbar oder unfruchtbar und bis ins Alter rüstig. Erfüllt es Sie mit Bedauern, daß Ihr Körper welkt, sich Ihre monatlichen Blutungen nicht mehr regelmäßig einstellen? Vielleicht nehmen Sie deshalb regelmäßig Hormontabletten, auch wenn sie Ihnen nicht immer bekommen, um zumindest so zu tun, als ob Ihr weiblicher Zyklus fortbestünde, denn ohne die potentielle Fähigkeit, Kinder zu bekommen, fühlen Sie sich als Frau nicht mehr vollwertig und begehrenswert. Gesundheitlich machen Ihnen möglicherweise Myome am Uterus oder eine Störung der Schilddrüse zu schaffen. Vielleicht kennen Sie den Satz: »Die Schönheit der Jugend ist ein Geschenk; ab Vierzig sind wir selbst für unsere Schönheit verantwortlich«. Gemeint ist damit die Schönheit, die von innen kommt.

Der Hibiskus läßt Sie spüren, welche weibliche Kraft in Ihrem Bauch- und Beckenraum gespeichert ist und zum Ausbruch drängt. Sie entdecken vielfältige Möglichkeiten, Ihre Erfüllung als Frau zu finden. Vor allem wenn die Frage nach einem (weiteren) Kind sich für Sie nicht mehr stellt, können Sie unbelastet und frei eine neue Dimension von Sinnlichkeit in der körperlichen Liebe erfahren. Die weibliche Vitalität, die Sie der Hibiskus entdecken läßt, setzt einen unglaublichen Energiefluß im ganzen Körper in Bewegung. Selbst wenn Ihre Gebärmutter entfernt wurde oder sonstige Operationen Sie in Ihrer Weiblichkeit verunsichert haben, erleben Sie sich jetzt als komplett, frisch und lebendig. Je bewußter und freudiger Sie Ihr Frausein leben, desto mehr nähert sich Ihr Gewicht von alleine dem individuellen Idealgewicht. Sie wirken jung und lebendig. Sie finden Freude daran, sich schön zu machen und sich zu verwöhnen. Sie entdecken neue Seiten und erstaunliche Kreativität in sich und strahlen sprühende Lebenskraft und weibliches Selbstbewußtsein aus!

»Ich lebe meine weibliche Kraft.«

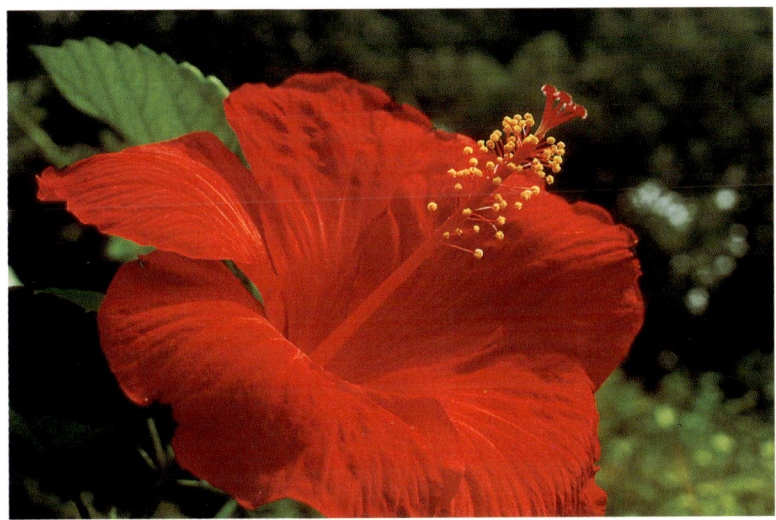

■ Wer braucht Hibiskus besonders?
Frauen, die ihre Weiblichkeit mehr leben wollen; Frauen im Klimakterium; Frauen nach Operationen an der Gebärmutter, den Eierstöcken oder der Brust.

Honeysuckle – Geißblatt

Haben Sie manchmal das Gefühl, daß das Leben viel zu rasch vorbeigeht? Erlebnisse aus Ihrer Kindheit und Jugend stehen Ihnen so deutlich vor Augen, als ob sie erst gestern gewesen wären. Manches, auch aus den letzten Jahren, verklärt sich in der Erinnerung, und Sie denken mit Wehmut daran zurück. Vielleicht fühlen Sie sich zeitweilig einsam, weil die Menschen, denen Sie sich verbunden fühlten, nicht mehr bei Ihnen sind, und führen deshalb innerliche Zwiesprache mit einem verstorbenen Partner oder einem anderen geliebten Menschen, der nicht mehr da ist.
Vielleicht sind Ihnen auch manche Dinge versagt geblieben – Kinder, eine langfristige befriedigende Beziehung oder die erhoffte berufliche Karriere –, so daß Ihnen Ihr bisheriges Leben freudlos erscheint und Sie das Gefühl nicht loswerden, Sie hätten etwas verpaßt. Der Herbst, aber auch das Frühjahr können dann Zeiten sein, in denen Sie mit Stimmungstiefs zu kämpfen haben oder Ihnen

Leben im Hier und Jetzt

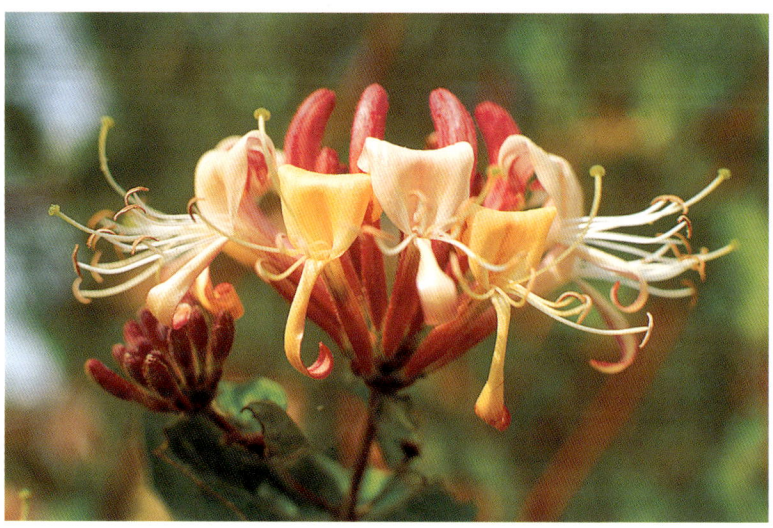

»Ich genieße jeden Augenblick meines Lebens.« vermehrte körperliche Symptome wie Magen-Darm-Beschwerden zu schaffen machen.

Honeysuckle hilft Ihnen, Ihr Leben im Hier und Jetzt zu genießen. Stellen Sie sich vor, am Abend den süßen Duft des blühenden Geißblatts in einer Laube zu atmen und dabei einzutauchen in den unendlichen Fluß der Zeit. Wie einen Film können Sie Ihr Leben vor Ihrem inneren Auge ablaufen lassen, dabei vielleicht Fotoalben aus vergangenen Zeiten durchblättern, und trotzdem jeden Moment Ihres jetzigen Daseins genießen. Die Aufarbeitung der Vergangenheit schenkt Ihnen Impulse für das, was Sie in der Zukunft noch verwirklichen wollen und können. Mit Honeysuckle öffnen Sie sich wieder der Welt und ihren vielfältigen Möglichkeiten. Es befreit Sie aus Ihrer Einsamkeit, weil Sie erfahren, wie bedeutsam die Gemeinschaft und der Austausch mit anderen Menschen für Sie sind. Sie lernen die Momente zu schätzen, in denen die Zeit für Sie stillsteht, und genießen das Besondere jeden Augenblicks.

■ Wer braucht Honeysuckle besonders?
Frauen, die jeden Augenblick bewußt leben und genießen wollen; Frauen, die ihre Vergangenheit positiv sehen und mit ihrem jetzigen Leben verbinden wollen; Frauen, die sich nur schwer von Gefühlen der Trauer lösen können.

Mandelblüte

Träumen Sie manchmal davon, am Meer zu sitzen und in die Weite   **Weisheit**
des Horizonts zu blicken? Sie verfolgen das endlose Kommen und
Gehen der Wellen, den ewigen Kreislauf von Ebbe und Flut, den
Auf- und Niedergang der Sonne – und sind Ihrem Alltag vollkommen entrückt. Vielleicht ergreift Sie da eine tiefe Sehnsucht, der
Welt zu entsagen? Alle Pflichten und Bedrängnisse, die Erden-
schwere hinter sich zu lassen und wegzufliegen, irgendwohin, wo
Zeit und Raum keine Rolle spielen, wo alles Denkbare möglich ist?
Die Mandelblüte hilft Ihnen, die positiven Seiten des Älterwerdens
zu sehen. Dinge, an denen Sie früher gehangen haben, werden
unwichtig. Wenn Ihre materielle Existenz gesichert ist, dürfen Sie
sich Zeit nehmen, sich den schönen Seiten des Lebens zuzuwenden. Wieviel schöne Musik, wieviel schöne Literatur ist uns von
großen Menschen zu unserer eigenen Erbauung hinterlassen wor-
den! Wieviel Wissen und Weisheit hat die Menschheit angesammelt! Alles ist abrufbar und steht zu Ihrer Verfügung. Nutzen Sie es
»Ich öffne und wachsen Sie über Ihre geistigen Grenzen hinaus! Der Mandel-
mich dem baum macht Sie weise und läßt Sie bewußt werden, daß es nichts
Unend- Endliches gibt, weil jede Schwingung, jede Existenz sich ständig
lichen.« verändert und wandelt wie das Meer oder der Lauf der Gestirne.

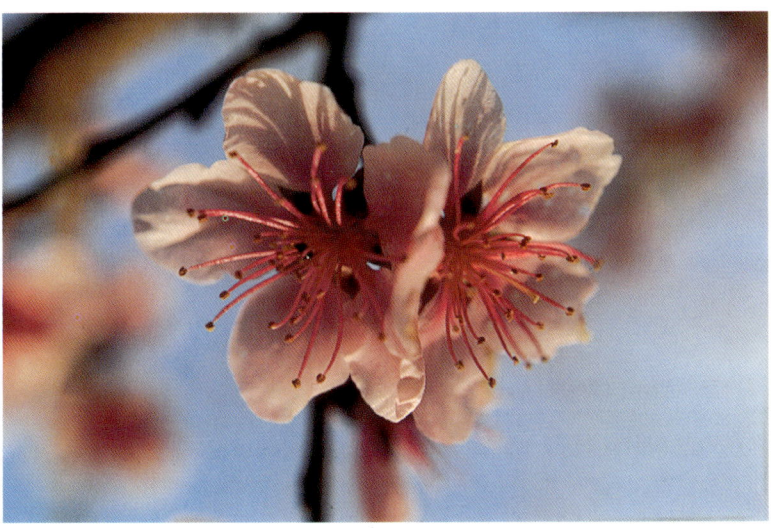

■ Wer braucht die Mandelblüte besonders?
Frauen, die sich über die Grenzen des Alltags erheben wollen;
Frauen, die ein sinnvolles, erfülltes Alter leben möchten; Frauen,
die sich dem Leben entziehen, innerlich einsam sind; Frauen mit
Todessehnsucht.

Wild Rose – Heckenrose

Neue Lebens-freude

Beschleicht Sie manchmal das Gefühl, daß alles keinen rechten
Sinn mehr hat? Es wäre zwar übertrieben zu sagen, es gehe Ihnen
schlecht, aber angesichts Ihrer derzeitigen Lebensumstände müssen
Sie sich vielleicht eingestehen, »daß nicht alle Blütenträume reif-
ten«. Wenn Sie sich zurückversetzen in Ihre Jugend, in eine Zeit, in
der das Leben noch verheißungsvoll vor Ihnen lag, schwebten
Ihnen unter Umständen ganz andere Dinge vor, die Sie verwirklichen wollten. Um eine Ehe aufrechtzuerhalten, es Ihren Kindern,
Eltern oder Schwiegereltern recht zu machen, haben Sie etwas von
sich selbst geopfert, was Sie zum Glücklichsein brauchen. Vielleicht
haben Sie auch eine Beziehung hinter sich gelassen und trotzdem
nicht das gefunden, wonach Sie gesucht haben, weil Sie wieder
neue Kompromisse eingegangen sind. Abgestumpft und wie
gelähmt fügen Sie sich in das scheinbar Unvermeidliche. Müdigkeit

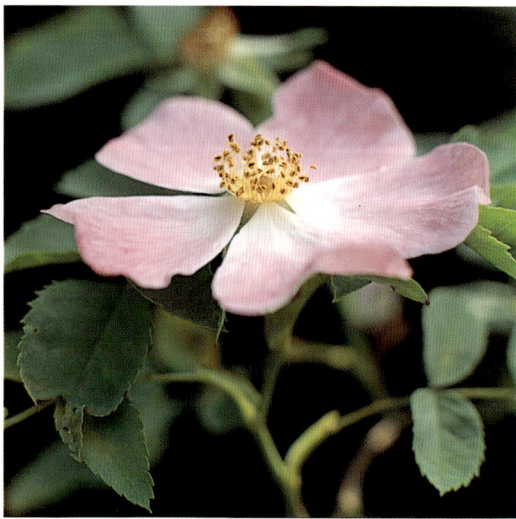

und fehlender Antrieb, chronische Infekte bis hin zu schwere-
ren Erkrankungen können ein
Hinweis darauf sein, daß Ihre
Seele nach einer anderen
Lebenssituation verlangt.
Wild Rose gibt Ihnen den
Schwung, alte Lasten abzuwer-
fen und wieder aktiv und freudig am Leben teilzunehmen.
Nach dem Motto »Es ist nie zu
spät, etwas zu verändern!« finden Sie den Mut und die Kraft,
ohne falsche Rücksicht auf
andere das zu tun, was Sie
schon lange tun wollten. Vielleicht entdecken Sie wieder die

Freude an gemeinsamen Unternehmungen, am Spiel, am Tanzen, an der Musik, oder Sie haben Lust, zu basteln, zu malen, eine schöne Handarbeit anzufertigen. Die schon verloren geglaubte Freude an der Zweisamkeit, an der intimen Begegnung bereichert Ihre Partnerschaft oder gibt Ihnen den Impuls, wieder eine befriedigende Beziehung aufzubauen.

Sie werden die Erfahrung machen, daß sich viel mehr Freiheit und Kreativität mit Ihrer jetzigen Existenz und Ihrer Würde verträgt, als Sie bisher geglaubt haben!

Die neue Lebensfreude legt den Grundstein für die Stärkung Ihrer Gesundheit und Ihrer Abwehrkraft. Im Schutz der Heckenrose atmen Sie frei und leicht und freuen sich von Tag zu Tag mehr an Ihrem inneren Reichtum.

■ Wer braucht Wild Rose besonders?

Frauen, die sich nach neuem Schwung und mehr Lebensfreude sehnen; Frauen mit chronischen Infekten; Frauen mit schweren oder chronischen Erkrankungen einschließlich Krebserkrankung.

Blüten, die Sie noch in Betracht ziehen können

Weitere Blüten

● Die **Rosa Apfelrose** (Seite 42) läßt Sie die harmonische Einheit von Herz und Bauch erfahren. Ihre Kinder und Enkelkinder fühlen sich in Ihrer Nähe gut aufgehoben.

● **Centaury** (Seite 35): Auch wenn Sie sich schon jahrelang in Demut geübt haben – es ist nie zu spät, mit Hilfe von Centaury Ihre persönliche Freiheit zu entdecken und Ihren eigenen Standpunkt zu vertreten.

● **Chicory** (Seite 56): Wenn die Kinder aus dem Haus gehen, hilft Ihnen Chicory, sie gehen zu lassen. Sie lernen, sich von Verpflichtungen frei zu machen, und werden zur »großen Mutter«.

● Mit **Crab Apple** (Seite 58) können Sie überholte Gewohnheiten ablegen. Entsprechend den veränderten Familienkonstellationen richten Sie sich Ihre Wohnung und Ihr Leben nach Ihren jetzigen Bedürfnissen ein.

● **Gentian** (Seite 45) schenkt Ihnen die Gewißheit, daß es nie zu spät ist, eine notwendige Veränderung im Leben durchzuführen. Leidenden, vom Schicksal gebeutelten Menschen können Sie hilfreichen Trost und Rat spenden.

»Ich verändere meine Lebenssituation zu meinem Besten.«

● Die **Geranie** (Seite 59) hilft Ihnen, sich über Vorstellungen hinwegzusetzen, was sich für Ihr Alter schickt und was nicht. Sie bringen Farbe und Schwung in Ihr Leben und das anderer, wenn Sie das tun, was Ihnen Spaß und Freude macht.

● Mit **Holly** (Seite 36) fällt es Ihnen leichter, auch nervenaufreibende Situationen in der Pflege von Angehörigen gelassen und tolerant anzunehmen, ohne sich emotional zu sehr zu verwickeln. Mit dieser neuen Leichtigkeit kann sich auch der Umgang mit schwierigen Mitmenschen harmonisch gestalten.

● Die **Königskerze** (Seite 50) hilft Ihnen, Ihren Erfahrungsschatz zu nutzen und eine gefragte Ratgeberin zu sein.

● **Olive** (Seite 67) schenkt Ihnen nach strapaziösen Zeiten, zum Beispiel nach einer Operation oder nach längerer anstrengender Pflege eines Angehörigen, die Kraft für einen neuen Anlauf.

● **Pine** (Seite 68) hilft Ihnen, ohne schlechtes Gewissen Ihre eigenen Wege zu gehen. Sie dürfen Ihr Potential leben und verwirklichen. Selbst wenn Ihr Partner zeitweilig ohne Sie auskommen muß, weil Sie andere Interessen verfolgen, wird er mit Ihnen auf lange Sicht glücklicher sein als bisher. Es lebt sich einfach besser mit einer Frau, die mit sich im reinen und zufrieden ist!

● **Red Chestnut** (Seite 46) hilft Ihnen, der Auflösung des Familienverbands mit Ruhe und Seelenstärke zu begegnen. Für Abwesende, aber auch für Pflegebedürftige in Ihrer Nähe sind Ihre Gelassenheit, Ihre guten Gedanken und Wünsche die beste Unterstützung.

● **Rock Water** (Seite 52) hält Sie flexibel, so daß Sie sich auf die Veränderungen, die Alter und Ruhestand mit sich bringen, einlassen und sich ihnen anpassen können.

● Mit **Scleranthus** (Seite 31) fällt es Ihnen leichter, die physiologischen, durch Hormonschwankungen bedingten Hochs und Tiefs durchzustehen und gelassen in Ihrer Mitte zu bleiben.

● **Tränendes Herz** (Seite 37) hilft Ihnen zu akzeptieren, daß Ihre Kinder ihren eigenen Weg gehen, auch wenn dieser Weg vorübergehend oder für immer von Ihnen fort führt. Es hilft Ihnen, über den Verlust eines geliebten Menschen hinwegzukommen und Verstorbene innerlich loszulassen.

● Mit **Vine** (Seite 39) wachsen Sie in die selbstverständliche Autorität der »großen Mutter« hinein, die allseits respektiert und geliebt wird.

Blüten für jede Lebensphase

Rescue Remedy – die Notfallkombination

Rescue Remedy ist eine von Dr. Bach entwickelte Kombination aus fünf verschiedenen Blüten, die Sie sowohl als Blütenkonzentrat als auch in Form einer äußerlich anzuwendenden Creme (Rescuecreme) erhalten.

Notfälle aller Art gut und gelassen überstehen

- **Star of Bethlehem – Doldiger Milchstern**
Er schenkt Ihnen Erleichterung nach seelischen Belastungen und Schockzuständen, gibt Ihnen Trost und stärkt Ihre Selbstheilungskräfte.
- **Rock Rose – Sonnenröschen**
Es hilft Ihnen, mit starken Angstzuständen bis hin zu Panik fertigzuwerden. Auch angesichts größter Schwierigkeiten oder Bedrohungen können Sie innere Ruhe und Mut bewahren und souverän handeln.
- **Cherry Plum – Kirschpflaume**
Wenn Ihre zur Schau getragene äußere Ruhe nur noch Schein ist, Ihre Nerven in Wirklichkeit aber bloßliegen und zum Zerreißen gespannt sind, hilft Ihnen Cherry Plum loszulassen. Die Blüte stärkt Ihre Nervenkraft, so daß Sie mit Gelassenheit reagieren können.
- **Impatiens – drüsentragendes Springkraut**
In Notfallsituationen erhöht sich Ihr Herzschlag, Ihre Atmung wird schneller, die Schmerzrezeptoren sind alarmiert. Impatiens normalisiert Rhythmus und Tempo und schafft dadurch die Voraussetzung für eine Beruhigung des vegetativen Nervensystems. Schmerzen vermindern sich, Juckreiz wird gelindert.
- **Clematis – Waldrebe**
In vielen Notfällen sind wir unserer Sinne nicht mehr mächtig, das heißt, wir werden kopflos oder sogar ohnmächtig. Clematis stärkt die Sinnesorgane, bringt Sie wieder auf den Boden der Tatsachen und unterstützt Ihre Fähigkeit, klar und der Situation angemessen zu denken und handeln.

Diese Notfallkombination hat sich sowohl für die Behandlung kleinerer Notfälle bewährt, zum Beispiel äußerlich bei Verbrennungen

und Insektenstichen (Seite 88), als auch innerlich zur Unterstützung während Zahnbehandlungen, diagnostischer und therapeutischer Eingriffe (Seite 90). Auch in seelischen Streßsituationen aller
Art, zum Beispiel bei Angst vor Autofahrten und Flugreisen oder bei
nächtlichen Alpträumen, kann Rescue Remedy schnell und wir-
kungsvoll helfen.

»Auch in schwierigen Lebenslagen bleibe ich besonnen und finde innere Ruhe und Gelassenheit, Kraft und Trost.«

Bei größeren Notfällen, zum Beispiel bei einem Herzanfall oder
nach einem seelischen Schock, tragen die Notfalltropfen dazu bei,
die Situation besser zu überstehen, der Bedarf an Schmerz- und
Beruhigungsmitteln kann sich dadurch reduzieren.
Vor, während und nach der Geburt hilft Rescue Remedy der Mutter, mit Erwartungsangst fertig zu werden, es unterstützt den körperlichen und seelischen Loslaßprozeß während der Wehen und
trägt dazu bei, mögliche Komplikationen besser zu verkraften
(Seite 92). Dem Neugeborenen ins erste Badewasser geträufelt, sorgt
Rescue Remedy für einen positiven Beginn außerhalb des mütterlichen Uterus und tröstet es über den Schock der Geburt und der
Abnabelung hinweg (Seite 93).

Walnut – Walnuß

Von der Blüte bis zum Reifwerden einer Frucht vergeht eine
bestimmte Zeit, die wir durch nichts beschleunigen können. Ist die
Frucht schließlich reif, fällt sie von selbst vom Baum. Vielleicht
stecken auch Sie gerade in einem Reifungsprozeß, sei es, daß Sie
schwanger sind, sei es, daß Sie sich mit der Eröffnung eines eigenen
Geschäfts tragen. Die absehbare Veränderung Ihrer Ausbildungs-
oder beruflichen Situation oder ein Ortswechsel lassen sich nicht
mehr umgehen. Dann hoffen Sie vielleicht, es wäre alles schon vor-
bei, Sie hätten die Umgestaltungszeit bereits hinter sich. Oder Sie
verschließen sich aus lauter Angst vor dem Neuen mit Ausreden
wie »Ich kann nicht«, »Ich muß zuerst noch dies und das erledigen« und blockieren damit die notwendige Veränderung. Es kann
auch sein, daß Sie krampfhaft versuchen, alle Eventualitäten
durchzudenken und sich den Kopf über Dinge zerbrechen, die
noch gar nicht spruchreif sind. Vielleicht bauen Sie sich damit
Widerstände auf und machen es sich schwerer als notwendig.
Walnut hilft Ihnen, sich für die Gestaltung der Zukunft die Zeit zu
nehmen, die Sie benötigen. Sie brauchen nichts zu erzwingen, son-

Neubeginn

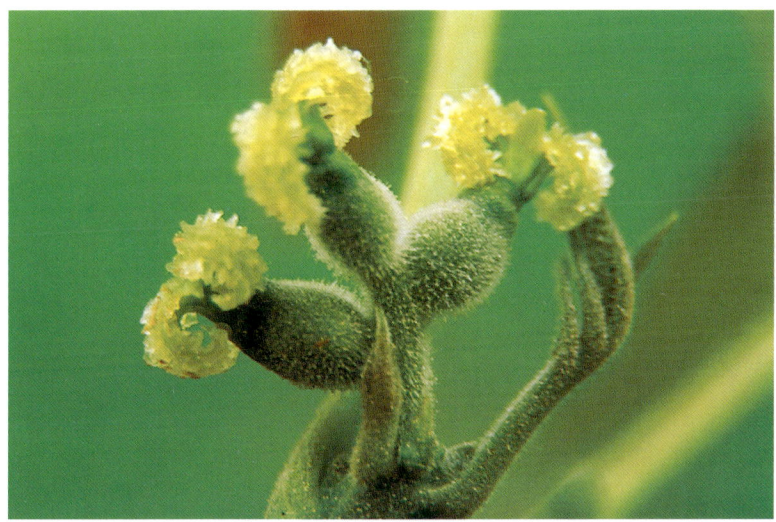

dern lassen Ihre Frucht in aller Ruhe reifen. Das Leben läßt sich nicht in allen Einzelheiten planen, es will vertrauensvoll gelebt sein. Mit Walnut können Sie sich innerlich auf das Neue einstellen und äußerlich die notwendigen Schritte unternehmen. Eine Bewegung vollzieht sich dann leicht und selbstverständlich, wenn Gefühl und Verstand Hand in Hand arbeiten. Mit Walnut können Sie sich der notwendigen Bewegung, dem Ruf des Lebens anvertrauen und der Zukunft hoffnungsvoll entgegensehen:

»Ich öffne mich den Veränderungen des Lebens und bin immer wieder bereit für einen Neubeginn.«

■ Wer braucht Walnut besonders?
Zahnende Kinder, Jugendliche in der Pubertät; Mütter vor, während und nach der Geburt (Seite 92); Frauen in den Wechseljahren; zu Beginn von Kindergarten, Schule, Ausbildung, Arbeitsleben; beim Übergang in den Ruhestand; bei einem Ortswechsel; zur Vollendung eigener Projekte und Ziele; bei einer Geschäftseröffnung.

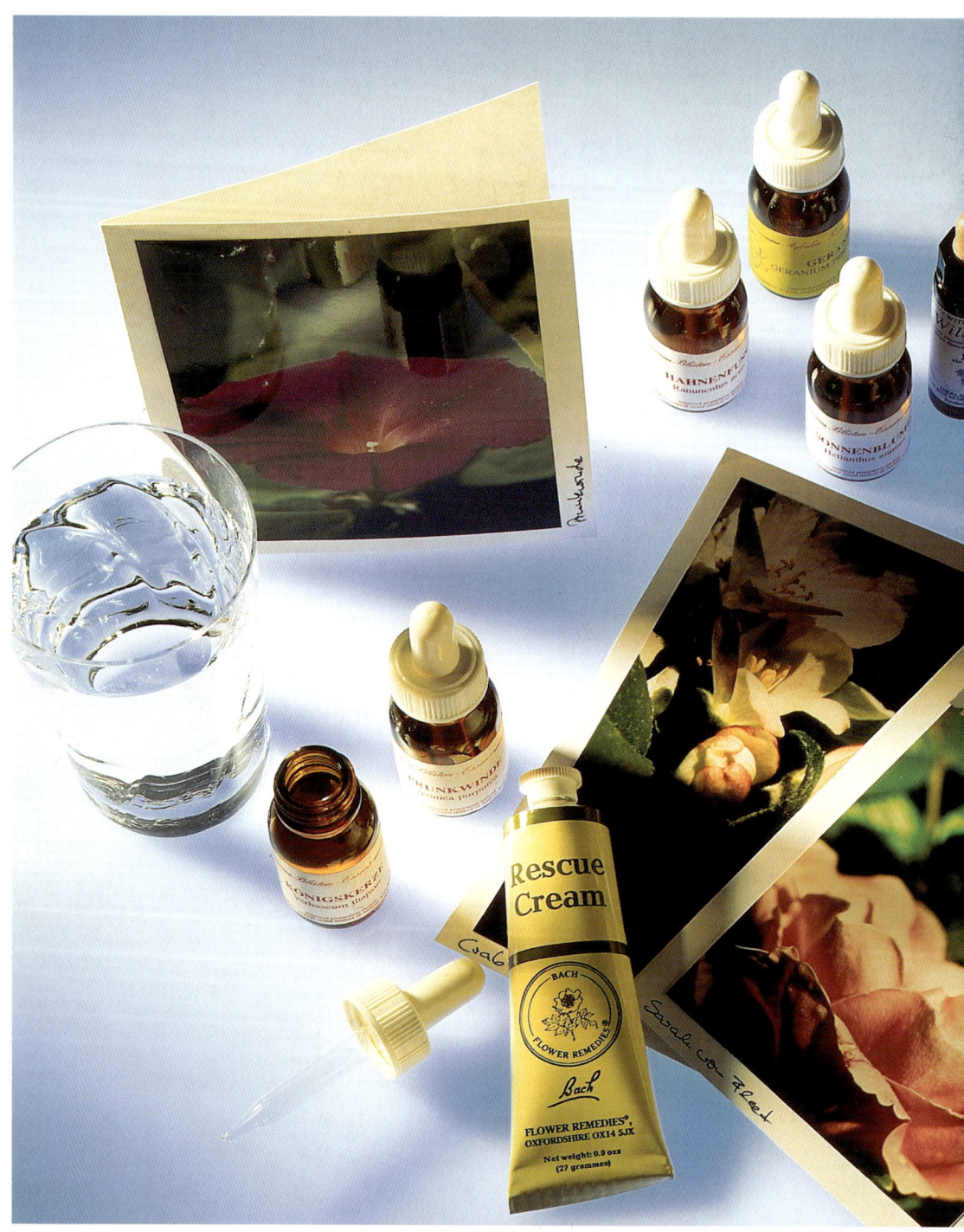

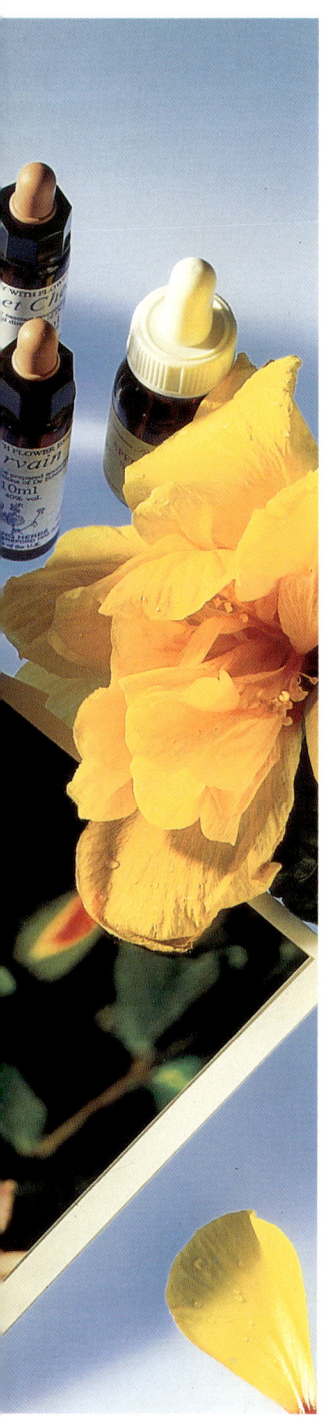

Blüten-
essenzen
in der Praxis

**»Es sind sieben schöne Stufen
bei der Heilung von Krankheit,
und diese sind
– Friede
– Hoffnung
– Freude
– Glauben
– Gewißheit
– Weisheit
– Liebe.«**

Dr. Edward Bach

Anwendung der Blütenessenzen

Wo erhalten Sie die Blüten-essenzen?

Die Blütenessenzen sind als Konzentrate in der Apotheke oder direkt beim Hersteller erhältlich; die klassischen Bach-Blütenkonzentrate werden als »stock bottles« angeboten, während die Blüten der neuen Generation unter dem Namen »Blüten-Essenz« gehandelt werden. Eine Rezeptpflicht besteht nicht (Bezugsquellen bei »Adressen, die weiterhelfen«, Seite 94).

»stock bottles«

Innerliche Anwendung

Bei der innerlichen Anwendung der Blütenessenzen stehen Ihnen zwei Zubereitungsmethoden zur Verfügung.

Wasserglasmethode

Bei akuten seelischen oder körperlichen Beschwerden empfiehlt sich die Wasserglasmethode, die vor allem für die kurzfristige Einnahme einer einzelnen Blütenessenz geeignet ist. Diese Methode wird häufig beim Einsatz von Rescue Remedy angewendet (Seite 79), Sie können aber auch jede andere Blütenessenz auf diese Weise nutzen.

Bitte beachten Sie

Wenn Sie bereits Blütenessenzen nach der Verdünnungsmethode (Seite 85) einnehmen, setzen Sie damit bitte aus und warten Sie die Wirkung der Konzentratgabe ab. Nach Abklingen der akuten Beschwerden können Sie mit Ihrer bisherigen Einnahmemischung fortfahren. Eine Ausnahme stellt Rescue Remedy dar, das Sie bei Bedarf jederzeit einsetzen können (Seite 79), sowie Walnut (Seite 80).

▶ Zubereitung und Anwendung: Geben Sie 1 bis 2 Tropfen der ausgewählten Blütenessenz aus dem Konzentratfläschchen in ein Glas mit Leitungs- oder Mineralwasser und trinken Sie das Wasser innerhalb der nächsten halben bis ganzen Stunde in kleinen Schlückchen. Wiederholen Sie die Gabe so oft – das heißt stündlich ein Glas –,

Bei akuten Beschwerden

bis die Schmerzen oder sonstigen Beschwerden, die Sie zur Einnahme veranlaßt haben, erträglich geworden oder völlig verschwunden sind.

Verdünnungsmethode

Diese Methode wird bei längerfristiger Einnahme – mehrere Wochen bis Monate – angewendet (Seite 86). Dafür wird durch Verdünnung der Blütenessenz(en) aus den Konzentratfläschchen eine einnahmefertige Mischung hergestellt. Hier können Sie sowohl eine einzelne Blütenessenz verwenden als auch mehrere Blüten miteinander kombinieren, **Wichtig** möglichst jedoch nicht mehr als vier Blüten gleichzeitig.

▶ Zubereitung: Füllen Sie ein braunes 30-ml-Pipettenfläschchen (aus der Apotheke) zu drei Viertel mit Wasser – am besten eignet sich natürliches Mineralwasser ohne Kohlensäure – und zu einem Viertel mit hochwertigem Alkohol, zum Beispiel mit einem guten Weinbrand. Geben Sie 4 Tropfen pro ausgewähltem Konzentratfläschchen in die Wasser-Alkohol-Mischung. Diese Menge können Sie je nach Gefühl auf bis zu 7 Tropfen pro ausgewählter Blütenessenz erhöhen. Verschließen Sie

das Fläschchen und schütteln Sie es kräftig (ebenso vor jeder Einnahme). **Kräftig schütteln**

Bitte beachten Sie

Der Alkohol ist notwendig, um die Mischung länger haltbar zu machen. Wenn Sie den Alkoholgeschmack nicht mögen, aus gesundheitlichen Gründen keinen Alkohol zu sich nehmen dürfen, oder wenn die Mischung für ein Kind bestimmt ist, können Sie statt dessen Obstessig nehmen. Auch die ausschließliche Verwendung von stillem Wasser ist möglich; da die Mischung in diesem Fall jedoch weniger lange haltbar ist, setzen Sie am besten nur eine kleine Menge an (10 ml stilles Mineralwasser + 1 Tropfen pro Essenz), die Sie bei Bedarf erneuern.

▶ Anwendung: Nehmen Sie von dieser Mischung täglich entweder 3mal 5 oder 4mal 4 Tropfen ein – am besten vor den Mahlzeiten –, indem Sie die Tropfen aus dem Fläschchen direkt auf die Zunge träufeln. Behalten Sie die Tropfen möglichst lange im Mund, denn die Hauptwirkung erfolgt bereits über die Mundschleimhaut. Achten Sie darauf, daß Sie die Pipette während der Einnahme nicht mit der Zunge berühren, da sonst die Mischung, vor allem wenn sie nicht mit Alkohol angesetzt wurde, durch eindringende Keime verunreinigt wird.

Sollte die Mischung mit der Zeit einen schlechten Geschmack entwickeln, ist es ratsam, sie neu anzusetzen, auch wenn dadurch die Wirksamkeit im allgemeinen nicht verloren geht.

Eine neue Mischung ansetzen

Tritt während der Einnahmezeit ein Infekt oder eine andere akute Beschwerde auf, etwa Zahnschmerzen oder Migräne, oder kommt eine unvorhergesehene seelische Belastungssituation hinzu, zum Beispiel durch familiäre Umstände, brechen Sie die Behandlung bitte nicht ab, sondern nehmen Sie Ihre Blütenmischung zusätzlich zu den eventuell neu vom Arzt verordneten Medikamenten weiter ein. Gerade in solchen Zeiten sind Ihnen die Blüten gute Helfer! Eine weitere Stärkung kann die gleichzeitige Einnahme von Rescue Remedy (Seite 79) nach der Wasserglasmethode sein (Seite 84).

Wie lange brauchen Sie die Blüten?

Bei der Wasserglasmethode beträgt die Einnahmezeit je nach Bedarf zwischen mehreren Stunden und wenigen Tagen, das heißt bis zur Besserung der akuten seelischen und/oder körperlichen Beschwerden.

Bei der Verdünnungsmethode gilt generell eine mindestens 3- bis 4wöchige Anwendungsdauer als sinnvoll, um die volle Wirkung zu erzielen. Wenn Sie gegen Ende der Zeit anfangen, die Einnahme zu vergessen, oder wenn Sie gar das Fläschchen verlieren oder kaputt machen, kann dies ein Signal sein, daß Sie die Mischung nicht mehr brauchen. Sie können jetzt entweder eine Einnahmepause einlegen oder sofort wieder eine neue Mischung zusammenstellen. Dann überpüfen Sie bitte, welche der bisherigen Blüten inzwischen unwichtig geworden sind, welche Sie beibehalten und welche Sie neu hinzunehmen möchten. Lassen Sie sich bei der Anwendungsdauer also auch von Ihrem Gefühl leiten.

Folgen Sie Ihrem Gefühl

Sie werden feststellen, daß Sie manche Blüten sogar nur sehr kurze Zeit – einige Tage oder ein bis zwei Wochen – benötigen, während andere Sie über Monate, manchmal sogar über Jahre immer wieder begleiten. Manche Probleme sind »Dauerbrenner« und brauchen längere Zeit, bis sie sich gelöst haben. Nehmen Sie sich deshalb bitte nicht zu viel vor: Sie können nicht alle Ihre Lebensfragen mit einem Schlag und einer einzigen Blütenkombination lösen!

Als Faustregel für Zubereitung und Anwendung gilt:
4 Tropfen Konzentrat pro Einnahmefläschchen
4 Blüten pro Einnahmemischung
4mal 4 Tropfen pro Tag
4 Wochen lang einnehmen.

Äußerliche Anwendung

Die Blütenessenzen können Sie einzeln oder gemischt bei einer Vielzahl von akuten und chronischen Beschwerden einsetzen. Als Beigabe zum Vollbad, in einem Körperöl oder einer Gesichtscreme helfen sie zum Beispiel bei müden Beinen, verspanntem Rücken oder Schlaflosigkeit und Erschöpfung.

Bei vielen Beschwerden

Vollbad, Gesichtscreme, Körperöl

Vollbad: Geben Sie 4 bis 10 Tropfen pro Konzentratfläschchen auf ein Vollbad (38˚ C). Empfohlene Badedauer: 10 bis 15 Minuten.

Gesichtscreme: Mischen Sie 3 Tropfen pro Konzentratfläschchen mit 50 ml unparfümierter Gesichtscreme (am besten mit einem Holzspatel). Tragen Sie die Creme 2mal täglich oder nach Bedarf auf.
Körperöl: Geben Sie 2 bis 4 Tropfen pro Konzentratfläschchen in 100 ml neutrales, nicht parfümiertes Öl (zum Beispiel Mandel- oder Jojobaöl) und schütteln Sie die Mischung mehrmals kräftig. Wenn Sie eine persönliche Duftnote wünschen, können Sie dem Körperöl zusätzlich ätherische Öle zusetzen.

Ätherische Öle als persönliche Duftnote

Rescue Remedy

Kurzfristig äußerlich angewendet hilft die Notfallmischung Rescue Remedy (Seite 79) zum Beispiel bei der schnellen Schmerzlinderung nach (geringfügigen!) Verbrennungen oder bei lästigem Juckreiz nach Insektenstichen.
Eine längerfristige Anwendung – je nach Bedarf können dies Tage oder Wochen sein – ist bei Hautausschlägen notwendig (Seite 92), oft in Kombination mit vom Hautarzt verordneten Cremes. Für die Behandlung einer Narbe müssen Sie mehrere Wochen, eventuell sogar Monate rechnen!

Teilbad, Einreibung, Umschlag

Bei akuten Beschwerden Bei der Behandlung von akuten Beschwerden mit Rescue Remedy gibt es mehrere Vorgehensweisen:

Teilbad: Haben Sie sich beispielsweise den Finger verbrannt, baden Sie die betroffene Stelle möglichst sofort so lange in einer Verdünnung mit Rescue Remedy (2 bis 4 Tropfen aus dem Konzentratfläschchen auf 1 Glas kaltes Wasser), bis die Schmerzen nachlassen. Geben Sie anschließend in zehnminütigen Abständen und bis etwa eine Stunde nach der Verbrennung Rescuecreme auf die betroffene Stelle.

Einreibung: Träufeln Sie 1 bis 2 Tropfen aus dem Konzentratfläschchen auf die betroffene Stelle und verreiben Sie sie vorsichtig.

Umschlag: Geben Sie 2 bis 4 Tropfen aus dem Konzentratfläschchen in 1 Glas körperwarmes Wasser, tauchen Sie einen Einmalwaschlappen ein und legen Sie ihn etwa 10 Minuten auf die betroffene Stelle. Bei Bedarf anschließend etwas Rescuecreme auftragen.

Wirkung über die Bildbetrachtung

Wenn ein Thema Sie oder Ihre Familie schon sehr lange begleitet und Ihnen das dazugehörige Blütenbild besonders gut gefällt, können Sie sich das betreffende Foto auf dem Nachttisch aufstellen oder vergrößert im Wohn- und Schlafraum aufhängen. Auch Warte- und Praxisräume oder Schulzimmer und Büros erhalten durch solche Bilder eine harmonische Schwingung. Angehörigen und anderen Menschen, denen Sie gerne helfen wollen, die eine Blüteneinnahme aber wahrscheinlich ablehnen würden, können Sie mit dem passenden Blütenbild ein unterstützendes Geschenk machen (Bezugsquelle bei »Adressen, die weiterhelfen«, Seite 94).

Blütenbild als Geschenk

Aufbewahrung und Haltbarkeit

Am besten lagern Sie Ihre Konzentrat- und Einnahmefläschchen an einem dunklen, kühlen, ruhigen Platz in Ihrer Wohnung; nicht geeignet für die Aufbewahrung ist der Kühlschrank.

Bitte beachten Sie

Damit die Wirkung sowohl der Konzentrate als auch der Verdünnungen voll erhalten bleibt, achten Sie bitte sorgfältig darauf, daß Sie die Pipette nicht berühren und das geöffnete Fläschchen nach Gebrauch umgehend wieder fest verschließen.

Richtig aufbewahrt und angewendet sind die Blütenkonzentrate unbegrenzt haltbar. Das vielfach auf den Fläschchen aufgedruckte Haltbarkeitsdatum ist nur notwendig, um der bei Heilmitteln vorgeschriebenen Deklarierungspflicht zu genügen. Ein mit Alkohol oder Obstessig angesetztes Einnahmefläschchen nach der Verdünnungsmethode ist bei richtiger Aufbewahrung und Anwendung 4 bis 12 Wochen wirksam. Wenn Sie für die Verdünnung ausschließlich stilles Wasser verwenden, reduziert sich die Haltbarkeit auf 1 bis 2 Wochen.

Wechselwirkung mit anderen Therapieformen

Ohne Nebenwirkung

Die Blütenessenzen sind auch bei längerem Gebrauch absolut nebenwirkungsfrei. Da sie auf der Seelenebene wirken, vertragen sie sich grundsätzlich gut mit allen anderen therapeutischen Maßnahmen.

Medikamente

Sie können die Blütenessenzen auch dann anwenden, wenn Sie gerade andere Medikamente einnehmen. Bei gleichzeitiger Einnahme von Blütenessenzen und Beruhigungs- oder Schlafmitteln beziehungsweise Psychopharmaka müssen Dosierung und Einnahme der Blütenessenzen jedoch auf das 3- bis 4fache erhöht werden, damit ihre Wirkung gewährleistet ist (7 Tropfen pro Konzentratfläschchen auf 30 ml Wasser-Alkohol-Mischung, davon täglich 5mal 7 Tropfen einnehmen). In diesem Fall kann die Wirkung der Blütenessenzen bewirken, daß der Bedarf an diesen Medikamenten zurückgeht.

Andere Dosierung

Wichtig

Wenn Sie vom Arzt verordnete Psychopharmaka einnehmen, dürfen Sie deren Dosis nur in Absprache mit ihm reduzieren!

Homöopathie

Homöopathische Mittel und Blüten ergänzen sich im allgemeinen gut, doch sollten die Blüten dann in Absprache mit Ihrem Homöopathen passend zum »Thema« des jeweiligen homöopathischen Mittels gewählt werden. Manche Homöopathen lehnen eine gleichzeitige Blütentherapie allerdings ab.

Mit dem Arzt besprechen

Andere therapeutische Maßnahmen

Sämtliche schulmedizinisch erforderlichen Eingriffe diagnostischer und therapeutischer Art lassen sich mit Hilfe der Blüten wesentlich besser überstehen. Vor und nach Operationen aller Art sind die Blüten als Begleittherapie immer positiv und unterstützend wirksam. Hier hat sich vor allem die Einnahme von Rescue Remedy nach der Wasserglasmethode bewährt, aber auch eine individuell zusammengestellte Einnahmemischung trägt dazu bei, mit Angst und Schmerzen besser umgehen zu können und die Selbstheilungskräfte anzuregen. Auch alle sonstigen therapeutische Anwendungen, zum Beispiel eine Fastenkur, Massagen, Körpertherapie oder Akupunktur, erfahren durch Blütenessenzen eine heilsame Unterstützung. Alle reinigenden, ausleitenden naturheilkundlichen Maßnahmen sind durch die gleichzeitige Anwendung von Crab Apple (Seite 58) besonders wirksam.

Psychotherapie

Im Verlauf einer Psychotherapie können die Blüten dazu beitragen, daß es Ihnen leichter fällt, sich mit Ihren Problemen zu konfrontieren und sie zu lösen. Wenn Ihr Therapeut eine gleichzeitige Blüteneinnahme untersagt, können Sie mit der Bildwirkung arbeiten: Plazieren Sie das Bild/die Bilder, die Ihnen im Verlauf der Therapie jeweils wichtig sind, in dem Zimmer, in dem Sie sich am häufigsten aufhalten (eine Bezugsquelle für die Blütenbilder finden Sie auf Seite 94, »Adressen, die weiterhelfen«).

Die Bildwirkung nutzen

Bewährte Blüten-kombinationen

Abschließend möchten wir Ihnen einige bewährte Blütenkombinationen vorstellen. An den Beispielen können Sie erkennen, daß es manchmal sinnvoll ist, Blüten aus verschiedenen Lebensphasen miteinander zu kombinieren. Die Mischungen, die wir Ihnen vorschlagen, sind als Anregung für eigene Kombinationen gedacht, doch können bei den angegebenen Beschwerden auch andere Blüten hilfreich für Sie sein. Wie Sie zu Ihren Blüten finden, haben wir von Seite 16 an erläutert.

Innerliche Anwendung

Die folgenden Blütenkombinationen sind zur innerlichen Anwendung nach der Verdünnungsmethode gedacht (Seite 85).

Gegen viele Beschwerden **Bei prämenstruellem Syndrom:** Rock Water – Sonnenblume – Hibiskus (Kaffeegenuß reduzieren!).

Bei unregelmäßiger Menstruation: Cerato – Scleranthus – Hibiskus.

Für eine leichte, schmerzfreie Menstruation: Agrimony – Rosa Apfelrose – Crab Apple – Rock Water.

Zur Stärkung der Abwehrkraft (bei Neigung zu Infekten und/oder zu Pilzbefall): Centaury – Crab Apple – Gentian – Wild Rose.

Für ein fröhliches Klimakterium: Chicory – Honeysuckle – Hibiskus – Mandelblüte.

Bei Liebeskummer/ Trennungsschmerz: Tränendes Herz – Honeysuckle – Red Chestnut, eventuell im Wechsel mit Rescue.

Kinder-werden-flügge-Mischung: Chicory – Honeysuckle – Mandelblüte.

Ich-eröffne-ein-eigenes-Geschäft-Mischung: Cerato – Sonnenblume – Walnut.

Nach der Verdünnungsmethode

Ein Sonderfall ist die Geburt. Da sich in dieser Situation Ihre Bedürfnisse sehr rasch verändern können, empfehlen wir hier die Wasserglasmethode (Seite 84): Geben Sie pro ausgewählter Blüte 1 Tropfen aus dem Konzentratfläschchen in 1 Glas Wasser und trinken Sie es im Verlauf von einer halben bis einer Stunde aus. Wenn Sie aufgrund einer bevorstehenden Narkose nichts mehr trinken dürfen, träufeln Sie 1 Tropfen der ausgewählten Essenz direkt aus dem Konzentratfläschchen auf die Zunge. Zusätzlich können Sie 1 Tropfen Rescue Remedy (oder einer anderen ausgewählten Essenz) auf die Innenseite der linken Ohrmuschel auftragen.

Nach der Wasserglasmethode

Wenn der Geburtstermin überschritten ist: Rescue, Honeysuckle, Cerato.
Während der Eröffnungswehen: Rescue, Walnut.
Während der Übergangswehen: Rescue, Gentian, Olive.
Nach der Geburt: Rescue, Olive, Walnut.

Äußerliche Anwendung

Die folgenden Anregungen sind für die äußerliche Anwendung der Blütenessenzen als Beigabe zum Vollbad oder als Mischung in einem Körperöl oder einer Gesichtscreme gedacht. Die bei jeder Beschwerde angegebenen Blüten können Sie einzeln oder gemischt verwenden.
Alles Wissenswerte über Zubereitung und Anwendung finden Sie auf Seite 84.

Vollbad

Bei Hexenschuß, Muskel- und Gelenkschmerzen verschiedener Ursache, Muskelkater: Olive, Vine, Impatiens, Rock Water.
Bei Hauterkrankungen: Rescue, Impatiens, Beech, Holly.
Bei Erschöpfungszuständen, Schlaflosigkeit, nervöser Anspannung: Olive, Rescue, Prunkwinde, Agrimony.
Bei prämenstruellem Syndrom, verspäteter Menstruation: Hibiskus, Rock Water, Rosa Apfelrose, Cerato, Scleranthus, Pine. Bei krampfartigen Unterbauchbeschwerden zusätzlich Rescue.
Bei wechseljahrsbedingten Beschwerden, etwa bei Hitze-

Einzeln oder gemischt

wallungen: Hibiskus, Chicory, Scleranthus, Geranie.

Während der Geburt (nach Absprache mit der Hebamme): Rescue – Walnut.

Wenn die Geburt nicht richtig in Gang kommt, bei zu langen Wehenpausen: Rescue, Gentian, Olive, Walnut, Rosa Apfelrose.

Für das Neugeborene **In das erste Badewasser des Neugeborenen (1 bis 2 Tropfen):** Rescue, Rosa Apfelrose.

Körperöl

Alle Blüten, die wir als Zugabe zum Vollbad empfehlen, können Sie auch in ein Körperöl mischen – Sie haben damit eine längerfristige Anwendungsmöglichkeit. Zusätzlich haben sich folgende Blüten beziehungsweise Blütenmischungen bewährt:

Zur Stärkung für den Tag: Centaury, Hahnenfuß, Königskerze, Oak.

Bei Verspannungen im Nacken- und Schulterbereich (Massageöl): Oak, Rock Water, Vine, Centaury, Agrimony.

Bei müden Beinen und Füßen (Massageöl): Olive, Cerato, Rock Water.

Bei kalten Händen und Füßen (Massageöl): Cerato, Sonnenblume, Wild Rose, Holly, Hibiskus.

Bei nervös bedingten Herzbeschwerden (nach Bedarf mehrmals täglich auf das Brustbein auftragen): Red Chestnut, Tränendes Herz, Impatiens, Centaury.

Bei Hauterkrankungen (Ölgrundlage nach Rücksprache mit dem Hautarzt!): Beech, Crab Apple, Rescue, Holly, Impatiens.

Hilfreiche Massageöle

Gesichtscreme

Bei Akne und unreiner Haut: Crab Apple, Larch, Beech, Rosa Apfelrose.

Für schöne, glatte Haut (auch bei älteren Frauen): Honeysuckle, Wild Rose, Geranie.

Bei überstrapazierten Augen (zum Beispiel durch Computerarbeit): Agrimony, Olive, Rock Water.

Zum Nachschlagen

Bücher, die weiterhelfen

Alber-Klein, Dr. Cordelia: *Rescue Remedy, Dr. Bach´s Notfalltropfen und Notfallsalbe in der Hausapotheke;* Selbstverlag, Heinrich-Zeller-Straße 6, 72119 Ammerbuch.

Alber-Klein, Dr. Cordelia/ Hornberger, Regina: *Das Bach-Blüten-Buch für die Familie – Kinder und Eltern entdecken sich selbst;* Herder Verlag.

Bach, Dr. Edward/Petersen, Jens-Erik R.: *Heile dich selbst mit den Bach-Blüten;* Knaur Verlag.

Barnard, Julian und Martine: *Das Bach-Blüten-Wunder;* Heyne Verlag.

Beatie, Melody: *Kraft zum Loslassen;* Heyne Verlag.

Blome, Dr. med. Götz: *Das neue Bach-Blüten-Buch;* Bauer Verlag.

Brand, Pater Ulrich: *Eutonie – natürliche Spannkraft;* Gräfe und Unzer Verlag.

Frankenberger, Anette: *Das große Buch der Blütenessenzen – Über 100 Bachblüten und Kalifornische Blütenessenzen für das Wohlbefinden von Körper und Seele;* Knaur Verlag.

Gawain, Shakti: *Kreativ visualisieren;* Sphinx Verlag.

Gibran, Khalil: *Der Prophet;* Walter Verlag.

Hay, Louise: *Gesundheit für Körper und Seele;* Heyne Verlag.

Helm, Beate: *Heilkräfte der kalifornischen Blütenessenzen;* Goldmann Verlag.

Langen, Prof. Dr. med. Dietrich: *Autogenes Training;* Gräfe und Unzer Verlag.

Lesch, Mathias/Förder, Gabriele: *Kinesiologie. Aus dem Streß in die Balance;* Gräfe und Unzer Verlag.

Maschmann-Ringe, Friederike: *Der Blütenstrauß des Edward Bach;* Knaur Verlag.

Maly, Ilse: *Bach-Blüten als Chance und Hilfe;* Knaur Verlag.

Onken, Julia: *Feuerzeichenfrau – ein Bericht über die Wechseljahre;* Beck Verlag.

Paungger, Johanna/Poppe, Thomas: *Aus eigener Kraft. Gesundsein und Gesundwerden in Harmonie mit Natur und Mondrhythmen;* Goldmann Verlag.

Plesse, Michael/St. Clair, Gabrielle: *Feuer der Sinnlichkeit – Licht des Herzens, Tantrische Selbsterfahrung für einzelne und Paare;* Goldmann Verlag.

Schmidt, Sigrid: *Innere Harmonie durch Bach-Blüten;* Gräfe und Unzer Verlag.

Schmidt, Sigrid: *Bach-Blüten für Kinder;* Gräfe und Unzer Verlag.

Stumpf, Werner: *Der große GU Ratgeber Homöopathie;* Gräfe und Unzer Verlag.

Triebel-Thome, Anna: *Feldenkrais;* Gräfe und Unzer Verlag.

Werner, Monika: *Ätherische Öle;* Gräfe und Unzer Verlag.

Adressen, die weiterhelfen

Bei den in diesem Ratgeber beschriebenen Blütenessenzen handelt es sich teils um klassische Blütenessenzen nach Dr. Bach, teils um Blütenessenzen der neuen Generation. Wir geben Ihnen verschiedene Hersteller in England, Deutschland, der Schweiz und in Kalifornien an, bei denen wir uns von der Qualität der Blütenessenzen überzeugt haben, so daß Sie unter mehreren Möglichkeiten wählen können.

Sie können die Essenzen sowohl direkt beim Hersteller bestellen als auch über einen Blütenversand oder über Ihre Apotheke beziehen, sollten dann aber dem Apotheker mitteilen, welchen Hersteller Sie bevorzugen.

Sämtliche in diesem Ratgeber beschriebenen Blütenessenzen können Sie einzeln oder als Set beziehen über:

Nysop-Essenzen-Versand
Im Rotbad 8
72076 Tübingen

Die klassischen Bach-Blüten (in diesem Ratgeber beschrieben: Agrimony, Beech, Centaury, Cerato, Chicory, Crab Apple, Gentian, Holly, Honeysuckle, Impatiens, Larch, Oak, Olive, Pine, Red Chestnut, Rock Water, Scleranthus, Vine, Walnut, Wild Rose, Rescue Remedy) können Sie einzeln oder als Set mit allen 38 Essenzen beziehen über:

Dr. Julian Barnard
Healing Herbs
P.O. Box 65
Hereford
HR2, OUW, England

Phytomed
CH-3415 Hasle bei Burgdorf

Institut für Bach-Blüten Therapie, Forschung und Lehre
Mechthild Scheffer
Lippmannstraße 57
22769 Hamburg
(nur über die Apotheke)

Die klassischen Bach-Blüten und die neuen Blütenessenzen (in diesem Ratgeber beschrieben: Apfelrose »Sarah von Fleet«, Geranie, Hahnenfuß, Hibiskus (Roseneibisch), Königskerze, Mandelblüte, Prunkwinde, Sonnenblume, Tränendes Herz) können Sie einzeln oder als Set bestellen bei:

Korte PHI Essenzen
Hauptstr. 9
78267 Aach

Die klassischen Bach-Blüten und einige der neuen Blütenessenzen – Apfelrose »Sarah von Fleet«, Geranie, Hahnenfuß (Buttcup), Hibiskus (Hibiscus), Königskerze (Mullein), Sonnenblume (Sunflower) und Tränendes Herz (Bleeding Heart) – sind einzeln oder als Set erhältlich bei:

Flower Essence Society – FES
R. Katz/P. Kaminski
Box 1769
Nevada City
95959 California USA

S.C.C.I.
Société de Conseil Commercial International
B.P. 75, Cedex
F-67162 Wissembourg

In Österreich und der Schweiz können Sie die Essenzen in fast allen Apotheken bekommen; einige Apotheken haben die Blütenessenzen auch vorrätig, so daß Sie sich direkt in der Apotheke eine Mischung zusammenstellen lassen können. Letzteres gilt auch für einige Apotheken im süddeutschen Raum.

Die Fotos sämtlicher in diesem Ratgeber beschriebenen Blütenessenzen können Sie in verschiedenen Größen (Postkarte bis Poster) beziehen über:

Flowerpower
Im Rotbad 8
72076 Tübingen

© 1996 Gräfe und Unzer Verlag GmbH, München
Alle Rechte vorbehalten. Nachdruck, auch auszugsweise,
sowie Verbreitung durch Film, Funk und Fernsehen,
durch fotomechanische Wiedergabe, Tonträger und Daten-
verarbeitungssysteme jeder Art nur mit schriftlicher
Genehmigung des Verlages.

Redaktion: Doris Schimmelpfennig-Funke
Lektorat: Christine Pfützner
Fotos: Regina Hornberger; Ulrike Kment Seite 24/25, Mike Masoni
Umschlagseite 1, Reiner Schmitz Seite 82/83
Layout und Umschlaggestaltung: Heinz Kraxenberger
Gesamtherstellung: BuchHaus Gigler GmbH
Lithos: Artilitho, Trento
Druck und Bindung: Printer, Trento

Printed in Italy

ISBN 3-7742-3014-5

Auflage   4.   3.   2.   1.
Jahr   99 98 97 96